药用真菌治肿瘤

张文彭　陈康林　**编著**

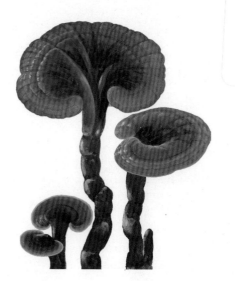

中国中医药出版社
·北 京·

图书在版编目（CIP）数据

药用真菌治肿瘤 / 张文彭，陈康林编著 . —北京：中国中医药出版社，2014. 11（2018.12重印）

ISBN 978-7-5132-2120-7

Ⅰ.①药… Ⅱ.①张… ②陈… Ⅲ.①肿瘤 – 药用菌类 – 真菌 – 药物疗法 Ⅳ.① R730.59

中国版本图书馆 CIP 数据核字（2014）第 257001 号

中国中医药出版社出版
北京市朝阳区北三环东路 28 号易亨大厦 16 层
邮政编码 100013
传真 010 64405750
廊坊市祥丰印刷有限公司印刷
各地新华书店经销

*

开本 787 × 1092 1/32 印张 4 彩插 1.25 字数 100 千字
2014 年 11 月第 1 版 2018 年 12 月第 3 次印刷
书 号 ISBN 978-7-5132-2120-7

*

定价 15.00 元
网址 www.cptcm.com

如有印装质量问题请与本社出版部调换
版权专有 侵权必究

社长热线 010 64405720
购书热线 010 64065415 010 64065413
微信服务号 zgzyycbs
书店网址 csln.net/qksd/
官方微博 http：//e.weibo.com/cptcm
淘宝天猫网址 http：//zgzyycbs.tmall.com

『总策划寄语』

当我合上《药用真菌治肿瘤》的初稿，掩卷长思，深感欣慰！在野生药用真菌的临床应用方面，本书为我国的中医药文化增添了新的内涵，同时也为肿瘤患者提供了一本健康读物。

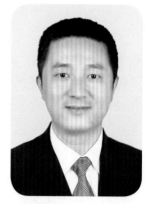

1998 年，偶然的机会我参与了灵芝项目的开发。初次接触真菌就被真菌的神奇深深吸引，对野生真菌产生了浓厚兴趣。怀着抱璞还真的想法，我遍阅介绍真菌的书籍，遍访名师。特别是研读了我国著名大型真菌专家卯晓岚先生手绘及编撰的《中国蕈菌》，我更加深刻体会到大自然中神奇物种与人类生存密不可分的内在联系。当我对野生真菌情有独钟的时候，震惊世界的 SARS 病毒开始在我国大江南北肆虐，中医界运用中医药学理论，从病因病机入手，对 SARS 进行辨证论治，为对 SARS 的有效控制发挥了重要作用。这使我更加坚定了依据中医药基础理论对野生真菌进一步深入探索的决心。

2006 年，我有幸结识中国野生真菌临床实践专家陈康林先生，在与陈先生探讨野生药用真菌的临床应用时，得到了许多启发，使我看到野生药用真菌治疗肿瘤的临床功效及巨大的养生保健潜力。多年来，我沉浸在野生真菌的世界中，为了集中力量研究野生真菌，开发野生真菌在人类健康和养生方面的价值，我联合一批专家、学者和致力于探索研究野生真菌的有识之士，共同从事药用野生真菌的探索、论证和临床实践研究。由此，"千菌方"的理念诞生了。"千菌方"浓缩野生真菌的临床、养生保健价值，是在总结、继承中的开拓，是在开拓中的创新。我更希望"千菌方"能够传承祖国中医药文化，并成为推动中医药文化发展的重要力量。

　　本书的完成，有赖于科研专家团队的鼎力支持。在此特别感谢卯晓岚研究员、雷志勇教授、张文彭教授、陈康林院长等专家、学者所做的大量工作！各类肿瘤已成为困扰人类的严重问题，有愈演愈烈的趋势，但我从千姿百态的野生药用真菌中看到了战胜肿瘤的希望。殷切期待本书能给肿瘤患者及其家属带来希望！

"千菌方"创始人
中国蕈菌文化研究学者　　陈增华
北京中医药养生保健协会常务理事

2014 年 10 月 1 日

『 雷志勇序 』

去年初夏时节，大兴安岭原始森林药用真菌考察之行给我留下了深刻的印象。在广袤的原始森林中，我亲眼目睹了千姿百态、五颜六色的野生真菌。在随行野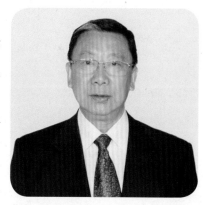生真菌专家——北京陈康林野生真菌研究院陈康林院长的介绍下，我亲手采摘灵芝、云芝、裂褶菌、松茸、鸡油菌、梨形马勃等真菌。野生药用真菌用于中医临床已有悠久的历史，《神农本草经》中有"六芝"之说，记述了灵芝的分类和药性。茯苓、冬虫夏草、桑黄、雷丸、猪苓等真菌都是传统的药材，中医常用于临床治疗疾病。目前已知的药用真菌超过400种，广泛应用于人类各种急慢性疾病的治疗和日常养生保健，其在肿瘤防治中的作用也日益受到中外医学界的重视。

药用真菌抗肿瘤已得到医学界的肯定，尤其是道地的野生真菌。目前的医学研究充分证明药用真菌可对人体免疫系统进行重组和提升，通过免疫机制抗击肿瘤。某些药用真菌所含有效成分还可以对癌细胞进行有效的抑制。此外，药用真菌还能通过恢复身体各项机能、加强人体抵抗力和修复能力，达到预防和治疗各种疾病的目的。药用真菌用于疾病治疗时，若在中医辨证论治原则指导下，运用相生相克原理，可以有的放矢，提高疗效，还能够减少人体对其他药物的不良反应。

野生药用真菌治疗肿瘤是很有前途的新途径、新疗法。多年临床观察表明，有五种情况尤其适合使用野生药用真菌：第一，对于肿瘤手术、放疗和化疗期间的患者，可减少手术感染，减轻放化疗的毒副作用，增加放疗和化疗的临床疗效。第二，肿瘤晚期不能手术、放化疗的患者，可长期服用，能够防止肿瘤的转移和各种并发症的发生。第三，经过手术、放疗和化疗一段时间后又复发、转移，患者这时已无法承受手术、放疗和化疗等治疗。第四，经过手术、放疗和化疗后的康复期。第五，用于预防肿瘤。对于这五种情况，均可按照患者自身情况进行辨证处方治疗。

本书作者张文彭教授是一位中医肿瘤专家，陈康林先生则是一位药用真菌实践家。这本《药用真菌治肿瘤》详细论述了利用道地野生药用真菌治疗肿瘤的原理和方法，为抗肿瘤治疗提出了值得推广的新思路。研究和开发野生真菌的药用及养生保健功能，将促进人类的健康长寿，也能为肿瘤患者带来希望。作为从医40余载的医疗工作者，我深深为两位作者勇于探索的精神所感动。有如此医学工作者，相信我国的医疗事业会不断进步，造福于人类。

中国人民武装警察部队医学院原院长、少将
教授、博士生导师、主任医师
中华名医协会名誉会长 　雷志勇
中国生命关怀协会常务副理事长
颐生院（北京）中医门诊部肿瘤专家

2014年8月29日

『卯晓岚序』

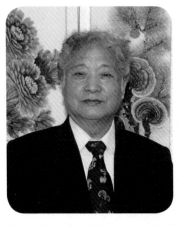

长久以来，灵芝的药用保健功能为历代医家及民众所认识，灵芝被称为仙药、仙草，并形成了中华民族独有的"灵芝文化"或"药用菌文化"。在长期生活和医疗实践中，茯苓、雷丸、猪苓、银耳等真菌也得到广泛的应用。随着医学的发展，进一步发现了灵芝等多种野生真菌的抑癌、抗癌作用。

作为一名真菌分类研究者或者说大型真菌物种资源考察者，我已走过许多森林、草原及荒漠，发现了大量的食用、药用菌可药用或作为保健品开发、研究、应用。可以说，我国是一座食用、药用真菌的资源库。大量研究证明，真菌所含多糖往往具有各种活性，其中有一些已经得到提纯，用于临床治疗或保健，如灵芝多糖、香菇多糖、云芝多糖、猴头菇多糖、茯苓多糖、银耳多糖等。从中医角度分析，这些真菌具有"扶正培元"的作用。真菌的抗癌活性，大多也来自真菌多糖。药用真菌，特别是大型的野生物种作为药源，是我们研究筛选，应用于防癌、抗癌的重要对象。

《药用真菌治肿瘤》一书阐述了野生药用真菌抗肿瘤的原理和方法，介绍了野生药用真菌抗肿瘤的实践经验，内容浅显易懂。本书作者张文彭是中国中医科学院教授，出身中医世家，曾在俄罗斯国立皮尔姆医学科学院留学并从事肿瘤临床研究和治疗。陈康林先生在野生真菌抗肿瘤应用方面进行了长期的探索。愿这本书能推动药用真菌的抗癌应用，造福于肿瘤患者。

中国科学院微生物研究所研究员
中国菌物学会秘书长、常务副理事长　　　卯晓岚
中国食用菌协会副会长
中国食文化研究会常务理事

2014 年 9 月 8 日

『 张文彭自序 』

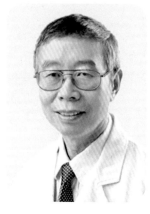

　　恶性肿瘤也称癌症，是危害人类身体健康最严重的疾病之一。目前，我国恶性肿瘤的发病率和死亡率逐年上升。据卫生部统计，2008年恶性肿瘤在全国城市的死亡率已达 166.97/10 万，占总死因的 27.12%。其中肺癌的死亡率高达 30.83/10 万，与 30 年前相比上升了 465%，已取代肝癌居我国恶性肿瘤死亡原因的首位。"全球肺癌关注月"是世界肺癌联盟 2001 年 11 月发起的倡议，呼吁各国重视肺癌的预防。肿瘤的防治已成为与每个人都密切相关的社会问题。

　　中医药治疗肿瘤有悠久的历史。早在《黄帝内经》中就对肿瘤病因、病机、病名、治则等有所阐述。《灵枢·九针论》认为："四时八风之客于经络之中，为瘤者也。"并确立"坚者消之""结者散之"等治疗原则，至今仍指导着肿瘤的中医临床治疗。

　　多年的肿瘤临床治疗经验使我们认识到，单一的西医治疗手段——手术、放疗、化疗等很难取得满意疗效。我国对肿瘤的中医药研究、中西医结合研究开始于20世纪60年代初期，在肿瘤的防治研究中将辨证与辨病、扶正与祛邪、局部与整体等有机结合。通过临床与动物实验研究证实，中西医结合治疗肿瘤可以提高临床疗效，减轻放化疗毒副反应，延长患者生存时间，改善患者生存质量。

近半个世纪以来，药用真菌的抗肿瘤作用开始引起人们的广泛关注。我国对真菌的认识可谓历史悠久：在仰韶文化时期可能就已经开始采食真菌蘑菇。在《神农本草经》中就已经记载以真菌类中药来治疗肿瘤。如猪苓可用来"利水道"，"水道不通"可能与肿瘤病证的胸腹水有关。此后，汉代张仲景的《伤寒杂病论》应用药用真菌类中药组方，许多有效方剂治疗肿瘤相关病证沿用至今。例如，多孔菌科真菌茯苓始载于《神农本草经》，《伤寒论》中由其组方的茯苓甘草汤、五苓散，至今用于肿瘤导致的水肿、胸腹水等仍有良效；《金匮要略》中由其组方的茯苓杏仁甘草汤可用于治疗肺癌所致的胸闷憋气，小半夏加茯苓汤用于治疗肿瘤引起的胸水伴眩晕、心悸，茯苓泽泻汤用于治疗肿瘤化疗导致的"胃反、吐而渴欲饮水"。总结这些方剂疗效也许会使我们对真菌类中药用于肿瘤的治疗有更多的思考。

　　恶性肿瘤的高发已是不争的事实。面对恶性肿瘤的治疗还难以取得满意疗效的现状、面对恶性肿瘤给每一个家庭所带来的困扰，药用真菌治疗肿瘤也许会为肿瘤患者及其家庭带来更多的希望。

医学博士　　张文彭

中国中医科学院研究员

教授、主任医师、硕士生导师

颐生院（北京）中医门诊部肿瘤专家

2014 年 9 月 19 日

『陈康林自序』

随着时代的更迭及社会的变迁，与祖辈相比，我们的寿命延长了，但我们的生命质量却下降了；我们的科技和医学空前发展了，但我们的疾病却愈来愈多了。人类生活与大自然越来越远，从对大自然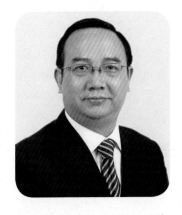的敬畏和顺应到今天的远离自然和破坏自然，人类在发展现代工业文明、农业文明和科技文明的同时，也在为自己制造着更多"现代文明病"。人类目前所面临的最大问题是将防治疾病的期望过度依赖于现代医学的科技发展，却忽视了对大自然神奇力量和人体内在生命潜能的发掘与调动。现代医学的鼻祖古希腊医学家希波克拉底有句名言："大自然治疗疾病，医生只是助手。"自然界客观存在着治愈人类一切疾病的灵丹妙药，只是今天还没有完全被人类发现而已。

治疗人类的疾病，最好的药在哪里？在我们的大自然之中。人类有时特别贪婪，总是通过运用合成药物和手术等人工干预的方法来治疗各种疾病。我认为，这是注定要失败的。一切破坏和改变正常自然规律的行为都会带来无可预知的恶果和灾难。多年来，我跑遍海南、广西、广东、云南、四川、西藏等地及一些周边国家的原始森林去寻药、试药、配药。我一直有个愿望，找到来自于大自然的灵丹妙药来医治人类的疾病，对此我已做到了一部分。"食至精则有害，药至精则有毒"，而中医学中的配伍原则很好地解决了药物单一元素治疗不足问题，并且运用相生相克的原理，最大化地降低了药物对人体的毒副作用。

我用30年的时间去寻找、了解、试用药用真菌。又用了8年时间，在中国中医科学院中医合作中心和北京陈康林野生真菌研究院进行临床研究，并积累了相当数量的研究成果。从1999年起陆续向国家知识产权局申请了36项发明专利，已获5项发明专利证书，这为完成此书奠定了基础。

经过30年的努力，我取得了一些成绩，但这远远不是我事业的最终目标，它只是我万里长征的一小步。从一名年轻的野生真菌探索者到今天小有名气的学者，我经历了许多似冰刺火灼的生活，我的人生真如深山浓雾中的药用真菌，经过自然界的洗礼和冲刷。2013年，我到了国际医学中心的美国休斯顿。在休斯顿，我成立了美国陈康林野生真菌肿瘤研究中心，开设了美国第一家野生真菌博物馆，实现了从中国到美国再由美国走向全世界、推广人类疾病的野生真菌康复与治疗知识的初步目标。休斯顿作为国际医疗中心，有着先进的医学理念和科学、有效的医疗方案，我们希望在野生药用真菌研究和临床应用方面可以与国际医学、药学专家合作，从而使其在世界范围内得到长足进步和发展。

本书可以说是科研团队应用药用真菌抗肿瘤的实践小结，未来还有更长的抗肿瘤征途需要我们去探索。

本书在编写过程中，我们尽了最大努力，但不足之处在所难免，诚望读者提出宝贵意见和建议，以便再版时修订提高。

北京陈康林野生真菌研究院院长　　　　　　　陈康林
美国陈康林野生真菌肿瘤研究中心首席专家
大型野生药用真菌分类专家
36 项急慢性疾病野生真菌药用配方
国家发明专利申请人、发明人

2014 年 9 月 16 日

目录

肿瘤防治概述

人类对于肿瘤的认识经历了一个漫长的历史过程。根据对机体影响的不同，肿瘤可分为良性肿瘤和恶性肿瘤两大类。恶性肿瘤，即人们常说的癌症，目前已成为危害人类身体健康的严重疾病之一。攻克癌症，探索和研发新的治疗药物与方法是医学界的任务和目标。

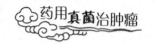

第一节 人类对肿瘤的认识历程

当人体在各种致瘤因素影响下，局部组织的某一个细胞在基因水平上失去对其生长的正常调控，导致其克隆性异常增生而形成新生物，这个新生物称为肿瘤。一般认为，一个肿瘤中的所有瘤细胞都是一个突变细胞的后代。

良性肿瘤容易清除干净，一般不转移、不复发，对器官、组织只有挤压和阻塞作用。但恶性肿瘤可以破坏组织、器官的结构和功能，引起坏死、出血，合并感染，还可以转移或复发。由于其无限制的生长导致机体的过度消耗而出现恶液质（恶病质），患者最终可能由于器官功能衰竭而死亡。恶性肿瘤也称癌症，无论对于患者还是家庭和社会，都会是一场灾难。

一、中医学对肿瘤的认识

人类对于肿瘤的认识经历了一个漫长的历史过程。甲骨文是中国现存最古老的一种成熟文字，记录和反映了我国商代政治、经济与社会状况。在河南省安阳市出土的甲骨文中，就已有了"瘤"的病名记载。据《周礼·天官》记载，在周代将医生分为医师、食医、疾医、疡医、兽医等不同专业，其中疡医的专业是"掌肿疡、溃疡、金疡、折疡"四类疾病，当时所谓的"肿疡"，可能就已经包括了有形结节、肿块在内的一些肿瘤类疾病。

中医经典著作《黄帝内经》已经对肿瘤类疾病有了明确的认识。《灵枢·刺节真邪》有"骨蚀""肠瘤""筋瘤""昔瘤""骨疽"的记载，这些病证均与肿瘤类疾病有关。《灵枢·水胀》指出"肠覃"为："寒气客于肠外，与卫气相搏，气不得荣，因有所系，癖而内着，恶气乃起，瘜肉乃生。其始生也，大如鸡卵，稍以益大，至其成，如怀子之状，久者离岁，按之则坚，推之则移，月事以时下，此其候也。"明确指出其病变部位在腹腔，形成了局部肿块样的病变。而"石瘕生于胞中，寒气客于子门，子门闭塞，气不得通，恶血当泻不泻，衃以留止，日以益大，状如怀子，月事不以时下"。认为"石瘕"病变部位在盆腔，是妇女子宫形成局部肿块样的病变。《黄帝内经》中亦对肿瘤的病因、病机、病名、治则等有所阐述，《灵枢·九针论》认为："四时八风之客于经络之中，为瘤者也。"并确立"坚者消之""结者散之"等治疗原则，至今仍指导着肿瘤的中医临床治疗。

《黄帝内经》之后，《难经》最早论述了某些内脏肿瘤的症状特点，《难经·五十五难》对以积聚为病名的肿瘤病位、病性和具体症状均做了明确的阐述，认为："积者，五脏所生；聚者，六腑所成也。积者，阴气也，其始发有常处，其痛不离其部，上下有所终始，左右有所穷处；聚者，阳气也，其始发无根本，上下无

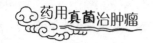

所留止，其痛无常处，谓之聚。" 而《神农本草经》记载了 365 味中药，其中治疗积聚、肿疡、恶疮等与肿瘤相关病证的中药达 150 余味，所载大黄、半夏、人参、白术等迄今仍为中医治疗肿瘤的常用药，对后世防治肿瘤产生了重要的影响。

著名中医学家张仲景著《伤寒杂病论》，确立了辨证论治的原则与方法，奠定了中医辨证论治基础。《金匮要略》对于人体内局部组织增生形成的肿块样病变提出了明确的认识："积者脏病也，终不移；聚者腑病也，发作有时，展转痛移，为可治。"张仲景提出了对良性与恶性肿瘤的症状、体征和治疗预后应区别认识，具有重要的临床实用价值。张仲景创立的鳖甲煎丸、大黄䗪虫丸、桂枝茯苓丸等有效方剂至今在临床治疗肿瘤时常用。而在《后汉书·华佗传》中就已经有关于我国古代医生用外科手术治疗胃肠肿瘤类疾病的最早记载。

《诸病源候论》分门别类记载了"癥瘕""积聚""食噎""反胃""瘿瘤"等肿瘤类疾病及其症状，并描述了"缝亦有法"的外科手术治疗方法。《备急千金要方》与《外台秘要》均记载了许多治疗肿瘤的方药，如虫类药全蝎、蜈蚣、僵蚕等的应用，成为后世用药的依据。《卫济宝书》第一次使用了"癌"字，所论述的病证可能是表浅的肿瘤或者是痈疽。《丹溪心法》认为："块乃有形之物也，痰与食积死血而成也。"明确指出积块的产生与痰浊、食积、死血的瘀滞有关，在治疗中不仅以二陈汤化痰，还用三棱、莪术、桃仁、红花、五灵脂等活血化瘀药物逐瘀。

在明代的医学著作中已有专门的章节论述癌症，如窦汉卿《疮疡经验全书》。《景岳全书》已明确指出："凡无形之聚其散易，有形之积其破难。"提出了"攻""消""散""补"四法，以及数十首治疗方剂。《本草纲目》记载了大量治疗"瘿瘤""噎膈""反胃""积聚"等肿瘤类疾病的药物。其中，治疗瘿瘤、疣痣的药物有贝母、黄药子、海带、夏枯草等130余种，治疗噎膈的有半夏、南星、三棱、莪术等等。

《类证治裁》进一步认为："积在五脏，主阴，病属血分……聚在六腑，主阳，病属气分。"并强调活血通络药物的治疗应用。王清任的《医林改错》创立膈下逐瘀汤、少腹逐瘀汤，使活血化瘀法在治疗腹腔肿瘤中得到广泛应用。由此可见，伴随着中医药学的发展历程，人们对肿瘤的认识日益深入。

二、西医学对肿瘤的认识

在欧洲，肿瘤也是一种古老的疾病。古希腊时代，医学家希波克拉底首先较明确地描述了良性与恶性肿瘤的特征，在他的著作中记载了乳腺癌、宫颈癌等恶性肿瘤，希腊文为"karkinos"和"karkinoma"，分别描述未形成溃疡和形成溃疡的肿瘤，两者在希腊语中均有螃蟹（crab）的意思，而螃蟹脚爪与在肿瘤周围弯曲围绕的血管相似。此后，古罗马帝国医生塞尔塞斯将"karkinos"译为"cancer"（癌症，拉丁语"螃蟹"

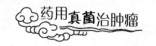

的意思），沿用至今。希腊医学家盖伦用"oncos"（希腊语"肿胀、隆起"的意思）一词代表肿瘤，如今被用作"oncologist"（肿瘤学家/医师）的词汇组成部分。

塞尔塞斯之后的1800年间，人类对肿瘤的认识并没有实质性的突破。16世纪到18世纪，近代工业的发展促进了自然科学的进步。18世纪中叶以后，出现了人类历史上第一次科技革命。1683年，荷兰人列文虎克首次用自己研制的显微镜进行医学观察，人类的视野首次扩展到了微观世界。1836年，德国科学家Johannes Muller发现并发表了"癌症是由紊乱的异常细胞所组成"。1858年，魏尔啸创立了细胞病理学，确认了疾病的微细物质基础，标志着人类对疾病认识的进一步深入，其认为"肿瘤是细胞的疾病"，为肿瘤学奠定了细胞水平的基础。

19世纪后期至20世纪初，第二次科技革命的出现使科学进步与技术革命更为密切地联系在一起。1875年，英国医生Percivall Pott发现扫烟囱工人易患阴囊癌，迈开了人类能动探索肿瘤病因的步伐。1915年，日本科学家Yamagiwa以焦油中提取的物质涂在兔子的皮肤上，制作出浸润性肿瘤的模型，开创了以动物实验进行化学致癌研究的先例。

20世纪50年代，以原子能、计算机、生物技术为标志的第三次科技革命使医学、生物学研究深入到分子水平。1953年，生物学家解开了DNA分子结构之谜，肿瘤学研究进入了基因和分子水平研究的快车道，陆续发现了癌基因和抑癌基因，肿瘤被定义为"基因改变性疾病"。

21世纪后的近10年来，分子生物学的研究使医学家认识到肿瘤组织各种分子间控制网络关系的通道。已有的研究结果表明，肿瘤发生是癌基因和肿瘤抑制基因突变累积的结果，其也许与基因突变造成的细胞信号通路和生物学过程改变有关。肿瘤分子网络的异常程度及复杂性则决定了不同肿瘤的恶性表型和个体差异，也直接影响肿瘤患者的疗效和预后差别。

目前医学研究认为，引起肿瘤的原因有内外两方面的因素。外因主要有物理、化学、生物等损伤因素的影响，内因包括精神、内分泌、遗传、免疫等因素。致瘤因素长期影响或作用于细胞的遗传物质，主要是脱氧核糖核酸（DNA），就可以引起遗传密码的改变，使DNA链出现交联、断裂，碱基出现突变、插入或缺失，从而使某些关键的细胞调控基因出现突变或过量表达。正常细胞在这些致瘤因素的长期作用下，就会出现本质的变化，具有了异常过度活跃增殖的特点，不符合机体的生理要求，也不受机体正常调控机制的控制。伴随细胞的分裂，这些改变的遗传物质仍可以按照遗传法则不断传给子代细胞。此外，人体细胞内广泛存在的一类原癌基因在生物、理化等因素的不断作用下，可以发生数量、位置或结构异常，从而被激活，转变为癌基因，最终使正常细胞的分化和生长过程失控，转变成瘤细胞，表现出不同程度地丧失分化成熟的能力和相对无限生长

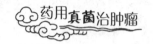

这两大特征。其结果是：导致瘤细胞呈现异常的形态、功能和代谢。瘤细胞出现相对无限制生长与整个机体不协调，即使致瘤因素消失，瘤细胞的这种增生特性仍能继续存在。与此同时，这种肿瘤细胞还具有浸润性生长和远处转移的特点，并且将其过度生长、浸润和远处转移的特性传给子代。

第二节　肿瘤的基础知识

根据对机体影响的不同，肿瘤可分为良性肿瘤和恶性肿瘤两大类。肿瘤一般根据其组织来源命名，良性肿瘤在其来源组织名称后加一个"瘤"字，如纤维瘤。恶性肿瘤在其来源组织名称后加"癌"或"肉瘤"。来源于上皮组织的统称为"癌"，命名时在其来源组织名称之后加一"癌"字，如鳞状上皮细胞癌。从间叶组织(包括结缔组织和肌肉)发生的恶性肿瘤统称为"肉瘤"，其命名是在来源组织名称之后加"肉瘤"二字，如骨肉瘤。癌多通过血行转移，而肉瘤则是以淋巴转移方式为主，转移是恶性肿瘤致死的重要原因。

肿瘤因其良性和恶性的不同，对人体健康的影响也有所不同。良性肿瘤因其分化较成熟，生长缓慢，停留于局部，不浸润，不转移，因而一般对机体的影响较小，主要表现为局部压迫和阻塞症状。其影响主要与其发生的部位和继发变化有关。

恶性肿瘤由于分化不成熟，生长较迅速，因而对机体的影响严重。恶性肿瘤可引起严重的局部压迫症状和阻塞症状，如肺癌可导致上腔静脉受压出现发绀、面部及上肢水肿、呼吸困难等；肿瘤转移压迫脊髓可出现严重的颈背部疼痛、感觉运动障碍；消化道肿瘤可引起腹痛、腹胀、肛门停止排气排便、呕吐等消化道梗阻症状。此外，恶性肿瘤还能导致许多危重后果。例如：胃癌能并发穿孔及大出血；支气管肺癌可出现急性大量咯血表现，后果严重；直结肠癌可因穿孔诱发严重败血症及休克，预后极差。恶性肿瘤晚期患者往往发生恶病质，机体出现严重消瘦、无力、贫血和全身衰竭的状态，会导致死亡。消化系统的肿瘤如食管癌、胃癌或肝癌、胰腺癌，由于严重影响进食和吸收，恶病质出现较早。恶病质的发生可能与肿瘤病灶的出血、感染或因肿瘤组织坏死产生的毒性物质引起的机体代谢紊乱有关；而恶性肿瘤迅速生长消耗大量营养物质及晚期癌瘤引起的剧烈顽固性疼痛及发热，严重影响患者的饮食和休息等，给患者的肉体和精神造成巨大痛苦，也是引起恶病质的重要因素。

目前，恶性肿瘤已成为危害人类健康的严重疾病之一。据有关资料报道，从世界范围来看，2000 年全球新发恶性肿瘤病例 1010 万，死亡病例 620 万。2008 年新发恶性肿瘤病例和死亡病例分别上升到 1266 万和 756 万。估计到 2015 年将有 1500 万新发恶性肿瘤病例。

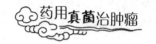

同时，恶性肿瘤已不再只是发达工业国家的严重疾病，发展中国家面临着更大的疾病负担。2008 年，恶性肿瘤发病人数发展中国家占 56%，2009 年 80% 的恶性肿瘤病例集中在中低收入国家。到 2015 年发展中国家估计有 900 万人死于恶性肿瘤。

我国作为发展中的大国，由于工业化、城镇化和人口老龄化进程的加快，不良的生活方式以及环境污染等问题的存在，面临的恶性肿瘤发病形势也愈发严峻。肿瘤的防治与康复已成为与每一个家庭都密切相关的社会问题。在我国，据 20 世纪 70 年代的调查资料估计，当时恶性肿瘤病例约为 150 万，每年约有 100 万新发现的恶性肿瘤病例，每年约有 70 万人死于恶性肿瘤。在经济较发达的福建、上海、江苏、浙江四个省市，恶性肿瘤已居各类死因的第一位。据 20 世纪 80 年代中期我国部分省市的相关资料显示，我国每年恶性肿瘤的死亡病例已增至 90 万人，约为 70 年代中期的 1.3 倍。20 世纪 80 年代以来，随着我国人口老龄化的进程加剧，加之城市人口逐年增多，城镇工业生产迅速发展，环境污染日渐加重，吸烟等不良生活习惯的影响继续存在，恶性肿瘤对我国人民身体健康的威胁也越来越严重。20 世纪 90 年代初，我国人口死亡原因调查结果表明，恶性肿瘤已居致死原因的第二位。近年来，我国恶性肿瘤发病率总体呈上升趋势，发病率以年均 3%~5% 的速度递增。据悉，截至 2012 年，全国的肿瘤登记点达到 222 个，覆盖人口约两亿。2013 年，中国肿瘤登记年报公布显示，全国恶性肿瘤发病形势十分严峻，发病率与死亡率呈持续上升趋势，每年新发恶性肿瘤病例约 350 万，因恶性肿瘤死亡约 250 万。预计到 2020 年，中国每年恶性肿瘤患病总数将达 660 万，死亡总数将达 300 万左右。恶性肿瘤成为严重危害我国人民生命和健康的常见病、多发病。

第三节　肿瘤临床治疗的常用方法

一般而言，良性肿瘤对机体影响较小，易于治疗，预后佳；恶性肿瘤对机体危害较大，治疗措施复杂，预后多不确定。针对于此，西医主要采用手术、放疗、化疗等治疗措施，此外还有介入治疗、生物治疗、基因治疗等新型措施，但由于受目前医疗技术所限，效果仍不甚理想。中医药在肿瘤的治疗体系中发挥着重要作用，通过辨证施治，运用扶正培元、清热解毒、软坚散结、活血化瘀等治法，在促进肿瘤患者康复、延缓复发、抑制转移、减轻放化疗毒副作用方面疗效显著，在提高生活质量、减轻患者痛苦、延长生存时间等方面起到举足轻重的作用。随着医学模式的转变，恶性肿瘤的治疗也发生了巨大变化，多学科综合治疗将成为必然趋势。

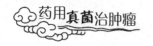

一、西医疗法

恶性肿瘤的发病率、病死率越来越高，对人民群众身体健康的威胁愈加严重，在临床医疗中，要挽救患者的生命，关键在于早期诊断与及时治疗。西医对肿瘤的治疗可以追溯到古埃及，据文献记载当时有用手术、烧灼或局部涂抹砷化物药膏的方法治疗乳腺癌，希波克拉底时代仍然沿用上述治疗方法，并配合一些草药。希波克拉底将肿瘤分为浅表性生长和隐匿性生长两类，体表生长的浅表性肿瘤通过切除或烧灼可能治愈，而身体内部的肿瘤即隐匿性生长的肿瘤无法医治，足以致命，但可用各种姑息治疗方法减轻病痛。近百年来，随着科学技术的进步，恶性肿瘤的西医治疗方法得到了迅速的发展，目前应用较多的是内科治疗、手术治疗、放射治疗。

（一）内科治疗

内科治疗方法中，化学药物治疗（简称化疗）是主要的手段，现代西医肿瘤内科治疗是从 20 世纪 40 年代开始的。1946 年，美国医生 Gilman 和 Philips 在 *Science* 杂志上发表了应用氮芥治疗淋巴瘤的论文，成为近代肿瘤内科治疗真正意义上的开端。1948 年，叶酸类似物甲氨蝶呤用于治疗儿童急性淋巴细胞白血病取得成功。1952 年，Elion 与 Hitchings 发现了具有抗癌作用的药物 6-巯嘌呤，并由此于 1988 年获得诺贝尔医学奖。1957 年，Arnold 和 Duschinsky 两位科学家分别人工合成了环磷酰胺和 5- 氟尿嘧啶，并取得了显著的治疗效果，使恶性肿瘤的化学药物治疗受到了重视。直到今日，这两种药物仍然是治疗多种常见肿瘤的基本药物。1971 年，顺铂用于临床，对部分血液和实体肿瘤的治疗取得了较好疗效。20 世纪 70 年代，从植物中提取并半合成的去甲长春花碱和紫杉醇在乳腺癌和卵巢癌的治疗中取得了突出疗效。20 世纪 80 年代后期，5-HT$_3$ 受体拮抗剂和粒细胞集落刺激因子的临床应用，解决了困扰临床医生的恶心、呕吐、粒细胞减少等化疗不良反应问题。20 世纪 90 年代，紫杉醇等具有新作用机制的药物使肿瘤内科的治疗效果有了新的提高。进入 21 世纪，以表皮生长因子受体酪氨酸激酶抑制剂（EGFR-TKI）为代表的分子靶向治疗的兴起，为肿瘤的内科治疗开辟了新的广阔领域。目前，肿瘤内科治疗已成为肿瘤综合治疗中不可缺少的重要手段。但是，化疗在抑制肿瘤细胞时，也损伤了人体正常细胞，引起如骨髓抑制等不良反应。所以在进行化疗时，同时进行辅助治疗是必须的。

（二）手术疗法

约在公元前 1600 年，手术切除肿瘤的记载已经出现在古代埃及文献中。近代西医外科手术切除肿瘤始于 1809 年，美国医师 Ephaim Mcdowell 为一位妇女切除了一个 22.5 磅重的巨大卵巢肿瘤，术后患者生存了 30 年。1846 年 10 月 16 日，Warren 在美国麻省总医院首次实

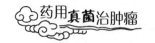

施了乙醚麻醉下切除颌下腺。此后，麻醉、无菌外科技术与消炎药物在外科中得到应用，使肿瘤外科得到迅速的发展。奥地利医生 Theoder Billroth 在 1860～1890 年间首次施行了胃切除术、喉切除术和食管切除术，为胃癌、喉癌、食管癌根治性切除开辟了新途径。Theoder Billroth 亦因此成为"现代胃肠外科之父"。1890 年，William Halsted 根据肿瘤解剖与病理学特点提出了将原发肿瘤与淋巴结转移部位广泛整块切除的原则，并根据此原则设计了乳腺癌根治术，即沿用至今的著名的 Halsted 术式。此后整块切除肿瘤的外科手术原则被广泛接受并应用于大多数的实体瘤手术，促进了肿瘤外科的发展。根据 Halsted 的手术原则，从 1904 年开始各种癌肿根治性手术纷纷开展，并被沿用至今。经历了近 3 个世纪的历程，现代肿瘤外科治疗已经由对实体瘤的单纯手术治疗发展成为多学科综合治疗。近 20 年来，随着显微外科技术、微创外科技术、免疫导向技术、器官移植以及麻醉和围手术期监护技术的进步，肿瘤外科有了更进一步的发展，同时也日趋成熟。由广泛切除的外科手术转向保存组织和功能、适度根治的方向发展，不仅提高肿瘤的手术切除率，还能降低术后并发症，为肿瘤患者的康复与生活创造更多的有利条件。

（三）放射治疗

肿瘤放射治疗（简称放疗），是利用放射线如放射性同位素产生的 α、β、γ 射线和各类 X 射线治疗机或加速器产生的 X 线、电子线、质子束及其他粒子束等来杀灭肿瘤，达到治疗肿瘤的目的，是恶性肿瘤的主要治疗手段之一。肿瘤放射治疗已有近 120 年的历史。1895 年，伦琴发现了 X 线，1896 年即利用 X 线治疗了第 1 例晚期乳腺癌患者。1896 年居里夫妇发现了镭；1913 年研制成功了 X 线管，可控制射线的质和量；1922 年出现了深部 X 线机。1923 年首次在肿瘤治疗计划中应用等剂量线分布图，1934 年开始应用常规分割照射，沿用至今。由此，放射治疗逐渐应用于恶性肿瘤的临床治疗，通常主要治疗体表和位于自然体腔的恶性肿瘤。

随着科学技术的进步，1951 年研制出钴 –60 远距离治疗机和加速器，其所产生的射线穿透力强，开创了高能 X 线治疗深部恶性肿瘤的新时代，使放射治疗的适用范围更加广泛。1957 年，在美国安装了世界上第一台直线加速器，标志着放射治疗形成了完全独立的学科。1959 年，Takahashi 教授提出了三维适形概念。20 世纪 50 年代开始应用高能射线大面积照射霍奇金淋巴瘤，使其成为有可能治愈的疾病。20 世纪 70 年代以来，计算机的应用和 CT、核磁共振的出现，推动了放射治疗设备的发展，出现了影像、计算机、加速器一体的现代化的放疗技术，这种三维治疗计划系统实现了三维适形放疗。多叶光栅可调节 X 射线的强度，开创了调强放射治疗（IMRT），这使图像引导放疗（IGRT）等新技术应用于临床肿瘤放射治疗。由于这些新技术的应用，不仅在放射治疗中可获得精确的照射剂量，并且在提高肿瘤临床疗效的同时改善了肿瘤患者

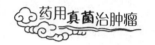

的生活质量。目前，放射疗法作为肿瘤治疗的重要手段参与约 70% 肿瘤患者的临床治疗。但放疗过程对人体正常组织也有不同程度的损伤，导致部分患者出现脱发、厌食、恶心、呕吐等症状。因此，患者在接受放疗过程中配合相应的辅助治疗，可最大限度地减少上述症状的出现。

二、中医疗法

我国古代医家对肿瘤诊治的探索历史悠久。《黄帝内经》不仅为中医学的发展奠定了基础，也为中医肿瘤学构建了基本框架。《黄帝内经》阐述了有关肿瘤病证的病因病机、治疗原则等，如"当其邪气初客，所积未坚，则先消之而后和之"，"能毒者以厚药，不胜毒者以薄药"，等等。这种注重整体辨证、个体化治疗、扶正祛邪、分清标本缓急的治疗思想，一直指导着中医肿瘤病证的治疗。经过后世的不断继承发展，特别是近60 年来，中医治疗恶性肿瘤的研究逐步走向科学化、规范化，形成了辨证与辨病相结合，整体与局部相结合的辨证体系，强调内治与外治相结合，在肿瘤的临床防治中取得了良好的效果。在我国的肿瘤临床治疗中，逐渐形成了一套中西医结合以取长补短、相辅相成的独特治疗方法，可延长患者生存时间，改善生活质量，在增强放化疗效果的同时提高机体免疫力，提高肿瘤治疗的近期及远期疗效，减低并防止放化疗毒副反应及术后肿瘤的复发或转移。

（一）中医内治法

《素问·至真要大论》记载的"坚者消之""客者除之""劳者温之""结者散之""留者攻之""衰者补之"等治疗原则，至今仍有效指导着肿瘤的内科临床治疗。扶正祛邪、辨证与辨病相结合是中医肿瘤内治法最基本的法则。

1. 扶正祛邪

"正"也就是正气，系指机体脏腑组织的正常功能活动与抗病能力；"邪"即邪气，是指各种致病因素。肿瘤的病变过程实际上也是正气与邪气双方相互斗争的过程，邪胜于正则病进，正胜于邪则病退。因而，治疗肿瘤就是要扶助正气，祛除邪气，改变邪正双方的力量对比，促进肿瘤向康复好转的方向转化。所以，扶正祛邪是肿瘤中医内治法的重要原则。

扶正，就是使用扶助正气的中药以增强体质、提高抗病能力，达到战胜肿瘤、恢复健康的目的。这种扶正以祛邪的原则，适用于正虚为主的肿瘤患者，特别是肿瘤术后康复及正在进行放化疗治疗的肿瘤患者。可根据肿瘤患者正虚的特点，选用益气、养血、滋阴、助阳等治法与相应方药。

祛邪，就是使用攻泻、驱邪的中药以祛除病邪，达到邪去正复的目的。这种祛邪以安正的原则，适用于邪实为主的肿瘤患者，特别是肿瘤早期患者。可根据肿瘤患者邪实的特点，选用清热、解毒、活血、化痰、软坚、散结等具体治法与相应方药。

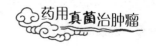

在运用扶正祛邪这一治则时，要根据肿瘤大小、体质强弱、病程长短以及邪正双方力量的对比，来确定扶正与祛邪之间的轻重缓急和先后关系，以扶正不留邪、祛邪不伤正为原则。一般来说，可根据肿瘤的不同阶段来选择治疗措施：

（1）肿瘤早期　癌瘤多体积较小，限于局部，对全身影响不大，此时应以着重祛邪为主，佐以扶正。

（2）肿瘤中期　癌瘤增大发展到一定程度，已有邻近器官转移，机体正气受到损伤，此时应扶正与祛邪兼顾。

（3）肿瘤晚期　癌瘤生长迅速，有远隔脏器转移，机体明显衰弱或出现恶病质，此时应以扶正为主，佐以祛邪。

2. 辨证与辨病相结合

恶性肿瘤是对人类生命和健康危害极大的一类疾病，在应用中医内治法进行治疗时，辨证与辨病相结合，才能取得较好疗效。

（1）辨证论治是肿瘤中医药治疗的关键。要注重根据肿瘤患者的症状、体征、舌象与脉象确定证型，选择相应的方药。其中，主要是通过辨别癌瘤的部位、寒热、虚实及转归来进行辨证施治。

（2）在辨证与辨病的基础上，应用中药归经、引经，往往能提高疗效。对于肿瘤患者的中医药治疗，应在西医学明确的病位诊断、病理诊断与明确的中医辨证的基础上，选择与病变部位有关的归经药组方治疗，使中药复方的治疗作用能力量集中、效果显著；同时，有针对性地选择引经药加入中药复方中，可使其治疗效果进一步提高。例如：治疗肺癌时，首先要根据辨证着重选择沙参、麦冬、紫菀、前胡、桑白皮、五味子、鱼腥草等归入肺经的中药组方，此外还应加入桔梗作为引经药，可取得更好的治疗效果。

（3）根据已有的研究成果和治疗经验，对恶性肿瘤的治疗应在中医辨证的基础上，按照肿瘤的发病部位和肿瘤细胞的特异性，有针对性地选择一些对肿瘤有抑制作用的中药组方治疗，也是十分重要的。例如：肺癌可选用白花蛇舌草、半边莲；胃癌可选用半枝莲、蚤休；食道癌可选用龙葵、石见穿；鼻咽癌可选用山豆根、牛黄；肝癌可选用蚤休、龙葵、半枝莲、半边莲；甲状腺癌可选用黄药子、夏枯草；宫颈癌可选用莪术、山豆根；皮肤鳞状细胞癌，可选用农吉利。

（二）中医外治法

中医外治法已有两千多年的历史。中医古籍中有大量涉及类似肿瘤的局部治疗的记载。

中医文献中记载的肿瘤外治法有多种，在临床较多应用的有手术法、烧灼法、腐蚀法、敷贴法、熏洗法、灌肠法等。

外用中药可用于位于皮肤、筋肉之间的部分肿瘤，作用直接，起效快；外用药还可解决部分肿瘤患者口服中药困难的问题；外用药可选择某些具有抗肿瘤效果的有毒性的药物，避免口服吸收。此外，外用药可以用于

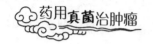

皮肤、肠道、阴道等特殊部位肿瘤的治疗。

（三）针灸疗法

在古代中医文献中就已有应用针灸治疗"癥瘕""积聚""痞块""疣核""瘤赘"等类似肿瘤相关病证的记载。《针灸甲乙经》记载："胞中有大疝瘕积聚，与阴相引而痛，苦涌泄上下出，补尺泽、太溪、手阳明寸口，皆补之。"《医学入门》记载："灸行间治痞块"，"灸一晚夕"，"觉腹中响动是验"。近30年来，运用针灸治疗肿瘤日益引起关注。现有的研究表明，针灸治疗肿瘤具有多方面的作用：

1. 针灸对肿瘤的直接治疗作用

针灸可以通过提高机体免疫力，改善内环境，直接或间接抑制甚至杀灭肿瘤细胞，促使病情稳定、好转甚至痊愈。有学者用针灸两步法治疗大肠癌，先针刺二间、阳溪调寒热，再用艾灸调虚实，能明显缓解腹痛、便秘（或腹泻）、疲乏无力等症状。

2. 针灸治疗癌痛具有较好疗效

晚期肿瘤患者多有癌痛症状，对其生活质量会产生严重影响。针灸可提高机体痛阈，激活脑啡肽能神经元抑制疼痛刺激，从而起到镇痛作用。而且，针灸具有无成瘾性、应用方便等优点。因此，针灸可以应用于各种癌痛的治疗。国内有学者取天应穴行齐刺留针法治疗肝癌疼痛，镇痛效果明显。

3. 针灸缓解放化疗、手术治疗后的不良反应

放化疗的不良反应、手术后的虚弱状态等，均可

影响肿瘤患者的治疗，并使其生活质量下降。针灸可缓解放化疗、手术治疗后出现的不良反应，改善全身症状，使相应的治疗措施得以实施。有学者用吞咽训练配合针灸治疗鼻咽癌放疗后出现吞咽障碍者，结果证明能提高其吞咽能力。亦有学者应用针刺治疗介入化疗后出现的胃肠道反应，取足三里、内关、公孙、太冲、中脘、三阴交穴。足三里、太冲穴针刺后接 G-6805 型电针治疗仪，连续波，电流强度以患者感觉舒适为度。结果表明，该方法能有效缓解胃肠道不适症状。

第四节　野生药用真菌治疗探索

在自然界中有一种生物叫真菌，具有以甲壳素为主要成分的细胞壁，与植物细胞壁由纤维素组成不同。人类认识和利用真菌在西方已有 3500 余年的历史，在我国已有 6000 年之久。在仰韶文化时期，我国古人就已经开始采食蘑菇。据文献记载，我国从夏代就已开始用谷物酿酒，在酿酒过程中用真菌发酵是关键的工艺。以药用真菌来治疗肿瘤，在《神农本草经》中已经有早期的记载。南宋陈仁玉所著《菌谱》记载了浙江等地11 种食用菌，明代潘之恒《广菌谱》也记载了 11 种食用菌。

近半个世纪以来，药用真菌的抗肿瘤作用研究引

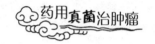

起人们的广泛关注。已有的研究表明，药用真菌是天然药物中的一个重要组成部分。我国传统药用及现代研究证实具有药效的真菌多达 400 余种，其中 250 余种药用真菌具有不同程度的抗肿瘤作用，临床常用的即有几十种。药用真菌化学成分的种类较为丰富，包括萜类、甾醇、生物碱、氨基酸、肽类、多糖等，其药理作用较为广泛，有抗肿瘤、提高免疫力、抗氧化、抗血栓形成、改善营养状态等作用。特别是在抗肿瘤方面，药用真菌因不良反应小、作用独特、安全、毒副反应较低，成为探索和发掘抗肿瘤药物的重要目标。具有抗肿瘤活性的药用真菌可能不仅对肿瘤有一定的抑制作用，更重要的是在恢复和提高机体免疫功能基础上发挥其自身的抗肿瘤能力。随着研究的不断深入，以及当代先进诊疗技术的应用，药用真菌的综合开发利用将会展示出更为美好的前景。近年来，中国科学院微生物研究所在真菌研究、开发领域取得快速的发展，也涌现出一批在国内外颇有影响力的专家。但目前众多的研究尚停留在试验分析阶段。在实践应用领域，一些民营企业已经进行了有益的探索，如北京陈康林野生真菌研究院在这方面取得了可喜的成绩。

第二章

药用真菌的历史探秘

自然界中可药用、食用真菌有5000余种。从古至今，人类对真菌的研究就没有停止过。随着研究的深入，人们惊喜地发现，药用真菌等天然药物比人工制造的西药在生物安全性、功能有效性、人体适应性、生态保护性等方面具有更多的优越性。特别是不少药用真菌具有不同程度的抗肿瘤作用，这给肿瘤的治疗带来了希望。

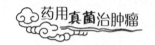

在由动物界、植物界、原生生物界及真菌界组成的丰富多彩、气象万千、生机勃勃的真核生物世界中，真菌是一个庞大的家族。地球上生长的菌物有 150 万种以上。在大自然中陆生性较强，具有腐生、共生或寄生特点。迄今为止已被人们研究认识的或被记述的菌物仅占 5%，其中真菌门占 0.01%~ 0.1%。真菌中形态结构比较复杂、通常肉眼可见、容易被人直接看清楚、菌物子实体大小达到厘米级的大型种类，相对于结构简单、体积微小、不易为人肉眼观察到的微小真菌而言，通常被称为大型真菌，泛指广义上的蘑菇或蕈菌。

我国地处亚洲大陆东南部，地形、地貌复杂，气候、植被类型多样，是世界公认的生物高度多样性的国家及地区之一，多样性水平名列世界第八位，物种占世界总数的 10%。由于自然条件优越，我国大型真菌资源丰富，估计有 1 万至 2 万种。自然界中可药用、食用真菌有 5000 余种，而在我国就有 1200 余种。目前我国药用级、包括试验有药效的大型药用真菌有 400 余种，其中一半以上药用真菌都具有不同程度的抗肿瘤作用。国内外研究表明，药用真菌等天然药物比人工制造的西药在生物安全性、功能有效性、人体适应性、生态保护性等方面具有更多的优越性。

第一节　对药用真菌的古代认识

一、古代真菌药用类型

古代对真菌的入药应用有两种类型，一类是直接用某种真菌的子实体、菌核等入药，现称为药用真菌。《神农本草经》记述茯苓、灵芝等 6 种药用真菌。例如猪苓"利水道"，茯苓可用来治疗"心下结痛"，均可能与肿瘤相关。《本草纲目》收载药用真菌包括木耳、马勃、香菇、蘑菇等约 20 种。至 20 世纪 60 年代，有名可查的药用真菌达到 40 种左右。

真菌入药另一类型是经一种或多种真菌在各种基质上自然发酵，形成各种曲、酱、酒等入药，约有 10 种，可称为真菌药物。例如：《药性论》所记"神曲"，能"化水谷宿食"，这是我国历史上最早的人工制成的典型的真菌药物，一直沿用至今。《名医别录》录有"酱"，还记载了用马勃治疗疮疡，与"神曲"同为真菌药物。《本草纲目拾遗》记有"酒酿"。

二、真菌药用、养生典故

谈到古代药用真菌，不能不说起灵芝。芝类药用始载于《神农本草经》，并列为上品。根据芝的颜色不同，又将其类分成赤芝、黑芝、青芝、白芝、黄芝、紫芝六种。《本草经集注》曰："此六芝皆仙草之类，俗

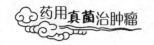

所稀见，族种甚多，形色环异，并载《芝草图》中。今俗所用紫芝，此是朽树木株上所生，状如木檽。"《名医别录》描述："赤芝生霍山……紫芝生高夏山谷……六芝皆无毒，六月、八月采。"《本草纲目》引证历代有关芝类的记载，提出："芝类甚多，亦有花实者，本草惟以六芝标名，然其种属不可不识。"古人对灵芝的药用价值有深刻认识，医家也对之推崇备至，称为"仙草"，以至形成绚丽的灵芝医药、养生文化。

在药用真菌中，目前桑黄多用于治疗肿瘤。但在古代，桑黄主要用于妇科疾病，被称为"妇科圣药"。《药性论》记载其功效为："治女子崩中带下，月闭血凝，产后血凝。男子痃癖，兼疗伏血、下赤血。"也就是说，古人认为桑黄对于与血有关的疾病具有疗效。此后，《新修本草》《本草纲目》等医籍中，也有类似的记载。中医药流传到日本后，在200多年前的江户时代，即把长崎县男女群岛的女岛以及伊豆群岛的八丈岛桑树上所长的桑黄蕈作为汉方药，100多年前即有学术文献描述这种产于桑树的真菌具有药用价值。我国台湾山区民众则称桑黄为"桑仔菇"。直到第二次世界大战后，日本医生为治疗因原子弹爆炸而罹患癌症的病人，对各种野生真菌进行试验，发现桑黄对肿瘤具有强大的治疗功效，桑黄的抗肿瘤功效才被世人认识。

多孔菌科真菌茯苓药性平和，因而中医将其用于多种疾病的治疗。有大量中药方剂使用了茯苓。《伤寒论》中，以茯苓等药材配伍成茯苓甘草汤、五苓散，至今仍用于治疗肿瘤导致的水肿、胸腹水等，临床效果良好；《金匮要略》载有茯苓杏仁甘草汤用于治疗肺癌所致胸闷憋气，小半夏加茯苓汤用于治疗肿瘤引起的胸水伴眩晕、心悸，茯苓泽泻汤用于治疗肿瘤化疗导致的"胃反、吐而渴欲饮水"。至今这些方剂因有良效而常用于肿瘤治疗。陶弘景称茯苓为"上品仙药"，《本草求真》云："茯苓入四君，则佐参术以渗脾家之湿，入六味，则使泽泻以行肾邪之余，最为利水除湿要药。书曰健脾，即水去而脾自健之谓也……且水既去，则小便自开，安有癃闭之虑乎，水去则内湿已消，安有小便多见之谓乎。故水去则胸膈自宽而结痛烦满不作，水去则津液自生而口苦舌干悉去。"《名医别录》称其药性："止消渴，好睡，大腹，淋沥，膈中痰水，水肿淋结。开胸腑，调脏气，伐肾邪，长阴，益气力，保神守中。"《本草衍义》称茯苓："行水之功多，益心脾不可阙也。"《本草衍义补遗》则称："茯苓，仲景利小便多用之，此治暴新病之要药也，若阴虚者，恐未为宜。"《药性论》记载茯苓："开胃，止呕逆，善安心神。主肺痿痰壅。治小儿惊痫，心腹胀满，妇人热淋。"中医将茯苓用于呼吸系统、消化系统、神经系统、泌尿系统、生殖系统等疾病的治疗。

茯苓也用于养生，留下许多佳话。魏晋时期，茯苓即被看作养生佳品，当时宫廷贵族及朝臣常以茯苓与白蜜一起服用。宋代著名文学家苏辙从小体弱多病，到了夏季，往往脾胃虚弱、食欲不佳、消化不良，冬天又

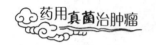

因肺肾气虚而常常感冒、咳嗽、流涕。30岁之后，苏辙向中医学习养生之道，经常服食茯苓，身体竟然渐渐强健。有感于这个经历，他写下《服茯苓赋》一文，称赞茯苓："可以固形养气，延年而却老者。"久服则能"安魂魄而定心志……颜如处子……神止气定。"清代乾隆年间，太医院御医曾制成以茯苓为主要成分之一的"八仙糕"，得到乾隆赞赏。清宫医案记载，乾隆皇帝直到80余岁仍常服之，"八仙糕"被视为补益增寿的妙药。慈禧亦因脾胃受损、心脾久弱，长年食用茯苓饼调理。

冬虫夏草多用于保健养生的食疗方。《月王药珍》记载冬虫夏草有"治肺部疾病"的功效。蒲松龄曾为冬虫夏草写过一首诗："冬虫夏草名符实，变化生成一气通。一物竟能兼动植，世间物理信难穷。"《重庆堂随笔》记载："冬虫夏草，具温和平补之性，为虚疟、虚瘠、虚胀、虚痛之圣药，功胜九香虫。凡阴虚阳亢而为喘逆痰嗽者，投之悉效，不但调经种子有专能也。周稚圭先生云，须以秋分日采者良。雄谓，夏取者可治阳气下陷之病。"

冬虫夏草是一种老少皆知的药用真菌，具有良好的养生效果，但与其作用相当的乌灵参却往往不为人知。乌灵参又名黑柄炭角菌，为名贵的滋补药用真菌，其菌核部位生长在白蚁废弃的蚁巢中。因其色乌黑，具有似人参的补气作用且因功效灵验而得名。乌灵参具有健脾除湿、镇静安神、补气固肾、养血等功效。《四川中药志》载乌灵参："补心、催乳、除湿镇惊、利小便、止惊悸。"有一首诵词说到乌灵参："灵比神芝，不让虫草；菌中极者，乌灵仙参。"是说乌灵参既可与灵芝媲美，又与人参的补气相当，被称为"仙参"。清代《灌县志》载："乌苓参其苗出土易长，根延数丈，结实虚悬空窟中，当雷震时必转动，故谓之雷震子。圆而黑，其内色白，能益气。""当雷震时必转动"这一说法似乎也有一点科学根据。一位美国教授曾通过高速摄像头观察发现，大多数蕈菌可以改变空气的湿度，释放出水蒸气以冷却周围的空气，从而让空气产生对流，将自身的孢子运送出去。这样就可以营造有利的天气，堪称"呼风唤雨"。或许正是空气对流引起乌灵参的"转动"。

　　雷丸富有传奇色彩，据说只能在雷雨天之后才可采集到。而在甘肃河西走廊，采药人也形象地称雷丸为"雷震子"。宋代《续墨客挥犀》一书记载：有一杨姓男子，中年时得了怪病，只要一开口说话，肚中就会发出声音，且声音越来越大。后来，他遇见一名道士，受到点拨。道士告诉他：这是应声虫病，可读本草，当读到某药而肚中没有声音时，就立即服下此药。男子按照道士所说读本草，当读到雷丸时，肚中没有听到声音。他立即服下雷丸，从此怪病竟然解除。虽然这只是一个关于雷丸的传说，但可见雷丸治疗疑难杂症之神奇。中医古籍用雷丸治疗类似肿瘤的病证。如《串雅内编》所载"血膨方"，可用于腹内肿块、子宫及卵巢肿瘤的治疗。《本草衍义》记载，用雷丸、百部、白矾共研细末，

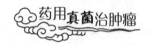

以醋调和外敷，治疗丹毒、瘤肿。

猪苓也常用于抗肿瘤方剂中。《家用良方》载有治疗癥瘕方（苓术二陈煎），其中使用了猪苓。该方成分包括：猪苓、泽泻、茯苓、半夏、白术、陈皮、炙甘草、干姜（炒黄）。癥瘕出现的腹部结块，或胀，或痛，或异常出血，与现代所说的子宫肌瘤、卵巢囊肿的表现一致。

金耳因其颜色金黄，又称黄木耳，因其形似人脑，又称脑耳。金耳多见于高山栎林带，生于高山栎等树干上，并与韧革菌有寄生或部分共生关系。金耳在20世纪30年代受到热捧，被称为中国最新发现、最有价值的补品。作为一种特殊的真菌食品，金耳不仅含有丰富的氨基酸、矿物质等，而且含有特殊的抗肿瘤活性物质。金耳含有丰富的多糖类物质，可抑制过敏性气道炎症、舒张支气管（平喘）、降血糖、增强记忆及改善脑损伤。金耳菌丝体多糖由鼠李糖、甘露糖、葡萄糖、半乳糖、岩藻糖组成；子实体多糖由葡萄糖、葡萄糖醛酸、甘露糖、木糖、鼠李糖组成。

云芝的药用价值可谓声名远扬，中医使用云芝治病有悠久的历史。云芝分布于各地的原始森林，寄生在海拔3000米以上的阔叶树和朽木上。作为一种大型珍贵药用真菌，云芝目前常用于抗癌治疗。从云芝菌丝体及发酵液中提取的多糖，均具有强烈的抑癌作用，在日本作为一种抗恶性肿瘤的药物。近年的临床研究发现，云芝还具有减低肿瘤放化疗毒副作用，稳定白细胞数量的功能，引起医学界的关注。云芝还用于慢性及活动性肝炎、慢性支气管炎等疾病的治疗。

第二节　对药用真菌的现代认识

一、药用真菌掠影

中药材总数1万余种，其中植物药最多，约占80%以上，其他的为动物药与矿物药。传统上将药用真菌归属于植物药内，其历史原因是对真菌与植物之间进行区别的科学分类，直到20世纪才开始起步。在此期间，中国著名的真菌学家戴芳澜院士的《中国真菌总汇》和著名真菌学家邓叔群的《中国高等真菌》奠定了中国真菌分类学的基础，并开启了中国真菌科学研究的大门。

近现代对真菌的重要药用认识体现在抗菌素上，这类药品中很大一部分来自真菌的代谢产物，给医学界带来革命性影响。抗菌素在增进人类健康、治疗疾病方面建立了卓越功勋。1628年，担任圣玛丽医学院细菌学主任的弗莱明，研究着葡萄球菌的生长。有一次，在做好一些细菌培养后，他就外出度假了。回来时，他发现一个培养皿盖子滑开了，平皿受到霉菌（一种真菌）污染，但在污染的周边却没有葡萄球菌的生长。弗莱明

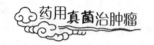

对这个现象进行了仔细的思考和研究，发现了青霉素，开辟了抗菌素时代。

随着社会经济环境的变化，人类在充分享受经济发展成果的同时，更希望减少经济发展所带来的地球环境的破坏。因此，更多的人开始追求自然、简朴的生活方式。正是这种生活方式的回潮，社会各个领域开始更多地使用自然的物质满足人类的生活需要。中草药、野生药用真菌等传统中医药的医疗及养生保健手段开始在世界范围内受到欢迎。中国药用真菌研究专家刘波教授曾说："我坚信，现今人类的不治之症一定能够从药用真菌中找出有效的治疗方法！药用真菌的应用前途将是无限光明的！会给人类带来更大的幸福！"

二、药用真菌抗肿瘤研究

目前，国内医（药）学界、生物学界对药用真菌的抗肿瘤作用研究较多，可以确定，许多药用真菌具有不同程度的抗肿瘤作用。《中国抗肿瘤大型药用真菌图鉴》一书列举了 260 种有抗肿瘤活性的药用真菌。抗肿瘤真菌一般能够增强人体免疫力，这一作用相当于中医学的"扶正固本"。虽然一种真菌即可具有抗肿瘤作用，但多种抗肿瘤真菌配伍应用时，治疗效果将会更好。目前，已有不少关于药用真菌抗肿瘤的学术研究。

1. 浙江医科大学研究人员将提取的灰树花多糖试用于临床，发现其提取物能有效改善大部分肿瘤患者主观症状，如减轻疼痛、增加食欲、改善睡眠以及精神状态好转；能显著拮抗常规化疗和放疗引起的免疫功能降低，使患者在治疗中多个免疫指标维持或恢复正常水平，部分指标改善较明显；使血液学指标改善，如白细胞数升高、血色素升高；使部分肿瘤患者阳性体征有明显好转，如肿大淋巴结缩小；未见任何毒副反应。参与研究的患者所患肿瘤包括肺癌、胃癌、血液系统恶性肿瘤、乳腺癌、鼻咽癌、气管癌。

2. 与大多数抗肿瘤真菌不同，雷丸的抗肿瘤活性来自雷丸蛋白。浙江中医药大学生命科学学院的研究表明：雷丸菌核与发酵菌丝蛋白的抑瘤作用相近。两者用于HepG2细胞（人肝癌细胞），6小时后各用药剂量组可见不同反应；24小时后高剂量菌丝蛋白组的抑瘤率达到88.8%，高剂量菌核蛋白组抑瘤率达82.6%。

3. 江苏省药用植物生物技术重点实验室、安徽师范大学生命科学学院、扬州大学医学院等研究发现，木蹄层孔菌对肿瘤的抑制率达59.5%，超过经典的抗癌药物环磷酰胺，但是没有环磷酰胺的毒副作用，是一种对人体没有任何毒副作用的生物化疗药材。

对木蹄层孔菌石油醚组分的成分分析及抗肿瘤活性研究发现：木蹄层孔菌在体外对人肺癌细胞和胃癌细胞作用48小时后，显示对人肺癌细胞的抑制率达到92.03%，对胃癌细胞最强抑制率为86.72%。这充分说明了木蹄层孔菌抑制恶性肿瘤的巨大作用。

中国人民解放军海军医学研究所防护医学研究室及浙江中医药大学共同承接了全军医学科技"十二五"

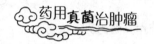

重大项目"木蹄复方体外抗肿瘤作用的实验研究"。研究显示：木蹄复方对肺腺癌细胞、肝癌细胞、宫颈癌细胞、前列腺癌细胞、乳腺癌细胞和胃癌细胞具有较强的抗肿瘤作用，促进细胞凋亡是其抑瘤作用机制之一。木蹄复方对肺腺癌细胞的抑制率达到85.29%，对宫颈癌细胞的抑制率达到84.13%，对肝癌细胞的抑制率达到84%，对前列腺癌细胞的抑制率达到73.68%，对乳腺癌细胞的抑制率达到67.27%，对胃癌细胞的抑制率达到86.29%。

4. 周忠波等人对树舌灵芝粗提取物的研究表明：树舌灵芝粗提取物对人乳腺癌细胞有较强的抑制作用，显示其强大的抗肿瘤活性，是一种优良的生物化疗药品，其效果远超顺铂、阿霉素。黑龙江中医药大学的研究发现：树舌多糖 GF 对化疗药物环磷酰胺有较好的增效减毒作用，以树舌多糖与低于常规剂量的环磷酰胺合用时抑瘤率升高，达 81.17%，且没有毒副作用。而单用环磷酰胺常规剂量组治疗后毒副作用较大，外周血白细胞数、胸腺指数和脾指数均显著降低。可以说，树舌灵芝是一种具有生物化疗特性、又有对化学化疗药物明显增效减毒作用的药用真菌。

黑龙江中医药大学于英君等人研究发现：树舌多糖 GF 对肝癌 H_{22} 小鼠抑瘤率可达 42.25%，能抑制 H_{22} 细胞端粒酶的活性。端粒酶阳性率随肿瘤的发展过程增高，在恶性肿瘤中端粒酶活性较高，在正常体细胞中检测不到端粒酶活性，所以端粒酶可作为肿瘤的特异治疗靶点，而树舌多糖就能很好地降低人体内的端粒酶。

有研究表明：树舌多糖能显著提高白血病小鼠存活的时间，可明显降低荷瘤小鼠的瘤重，其提高肿瘤细胞死亡率的作用强于环磷酰胺。

5. 桑黄的药用记载见于多部中医典籍。朝鲜的《乡药集成方》和《东医宝鉴》均称桑黄为灵丹妙药。1968 年，日本学者报道：将肉瘤 S-180 癌细胞移植于实验白鼠，再将 10 余种菇蕈的热水萃取液分别注射到白鼠腹部，比较这些菇蕈抑制癌细胞增殖的效果，结果桑黄的肿瘤抑制率在受测菇蕈中最高。同年，有日本学者发现桑黄野生子实体的提取物对小鼠肉瘤 S-180 的抑制率较高。1971 年，有日本学者发现桑黄中发挥抗肿瘤作用的物质为多糖。

韩国于 1984 年全力支持桑黄的研究及开发，1997年韩国政府核准桑黄为抗癌药品。到目前为止，有关桑黄药理及医学研究论文多出自韩国学者。韩国费天安等发现桑黄野生子实体口服给药就可以和临床标准参考药顺铂的静脉注射效果相当。韩尚斌等人进一步研究了桑黄多糖对肿瘤细胞的作用，发现其多糖对黑色素瘤实验鼠成活率有显著的提高作用，还能够抑制人非小细胞癌的生长，降低肺部小鼠黑色素瘤的转移；并和抗癌药阿霉素的抗肿瘤作用进行了比较，发现阿霉素的防止癌细胞转移效果较桑黄多糖差。可以说桑黄多糖是化学疗法抗癌的又一理想药物。

在我国，刘波教授在其著作《中国药用真菌》一

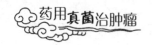

书中提到了桑黄的部分作用。2002 年，温克、陈劲、李红等在《吉林大学学报》医学版发表"桑黄等四种抗癌药物抗癌活性比较"，对桑黄的抗癌作用进行了系统的研究。2003 年，戴玉成对桑黄的抗癌效果也作了充分的研究。还有大量文献记录了桑黄的抗癌作用。

6. 粗毛纤孔菌（粗毛黄褐孔菌）在我国东北常用于治疗胃病，新疆维吾尔族用于治疗癌症、糖尿病、痛风和关节炎等疑难疾病。包海鹰等对粗毛纤孔菌的抗肿瘤作用进行了总结：粗毛纤孔菌对小鼠肉瘤 S-180 和艾氏癌的抑制率分别为 80% 和 70%，从粗毛纤孔菌中发现两个多酚化合物，对人单核细胞光化学反应和有丝分裂原诱导的老鼠脾淋巴细胞增殖表现出抑制。其子实体分离得到的羊毛甾二烯二醇进行体外抗肿瘤活性试验表明：其对肿瘤细胞有一定抑制作用。其化合物对人肝癌细胞有明显的抑制生长作用，具有促进细胞凋亡的效果。其分离物可以诱导胃癌细胞通过线粒体途径发生凋亡，并且这种凋亡是和活性氧自由基的集聚紧密相关的。粗毛纤孔菌作为具有良好生物活性的药用真菌，近年来得到国内外学者的关注。

7. 科学出版社出版的《中国药用真菌图鉴》（应建浙，1987），中国农业出版社出版的《中国大型真菌原色图鉴》（黄年来，1998）、河南科学出版社出版的《中国大型真菌》（卯晓岚，2000）三本书中均提到松针层孔菌有很高的抗肿瘤作用。科学出版社出版的《中国抗肿瘤大型药用真菌图鉴》（陈康林等，2013）

一书对松针层孔菌有比较详细的介绍。松针层孔菌用于各种癌症的治疗，能使肿瘤缩小、胸腹水减少、减轻疼痛等。已有的实验研究表明，松针层孔菌对小鼠肉瘤 S-180 和艾氏癌的抑制率较高，是目前药用真菌中抗癌效果较好的一种药用真菌。在对野外采集的各种野生药用真菌进行抗肿瘤活性筛选时，发现松针层孔菌具有很强的抗肿瘤活性，对中枢神经系统癌细胞的抑制率为 86.90%，肺癌细胞抑制率为 86.25%，对乳腺癌细胞的抑制率较高。

真菌单方即对肿瘤细胞具有明显抑制作用，当使用野生真菌复方时，这种抗肿瘤效果更加明显。2013 年 12 月，北京陈康林野生真菌研究院曾委托武警后勤学院进行真菌抗肿瘤试验，结果显示：云芝、薄皮纤孔菌和真菌合剂均对宫颈癌 Hela 细胞的生长具有良好的抑制作用，尤其含 8 种药用真菌的真菌合剂对宫颈癌 Hela 细胞增殖的抑制作用明显。在 500 μg/L 浓度时，真菌合剂对宫颈癌 Hela 细胞增殖的抑制率能达到 72.94%，经典抗肿瘤化疗药物紫杉醇为 79.69%，二者相比较无明显统计学差异。真菌合剂组成成分包括松针层孔菌、木蹄层孔菌、桦褐孔菌、薄皮纤孔菌、硫磺菌、粗毛黄褐孔菌、云芝、灵芝。

抗肿瘤的药用真菌

药用真菌的抗肿瘤作用越来越得到认可。研究表明，药用真菌中的活性成分真菌多糖具有显著的抗肿瘤活性和调节机体免疫功能等生物作用，是真菌抗肿瘤的有效成分。种类繁多的真菌世界，哪一种抗肿瘤作用最强？除了耳熟能详的灵芝、茯苓，还有哪些抗肿瘤的真菌？通过本章，你会有所了解。

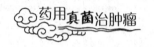

第一节　药用真菌抗肿瘤的作用机理

一、药用真菌抗肿瘤有效成分

许多药用真菌对森林有着破坏作用，如同生长在树木上的"肿瘤"，一些几十年、上百年的健壮老树，营养被真菌吸取，树木渐渐死亡，这些真菌却旺盛生长。这些生长在树木上的"癌症"，却对人类健康有益处，甚至还可以用于人类癌症的治疗。这可算是相生相克原理的一个例证吧。那么，药真菌含有哪些有效药用成分呢？真菌多糖是药用真菌提取物中主要的活性物质，具有多方面的生物活性，特别是近年来发现许多药用真菌多糖具有显著的抗癌活性和调节机体免疫功能等作用，引起医学界的重视。第二次世界大战投掷的原子弹曾导致日本广岛和长崎地区的癌症病例增多，而疏散移居到长崎女岛的居民，因服用岛上桑树上生长的桑黄，罹患癌症的人较少。这引发人们对桑黄药用价值的研究。桑黄的有效抗癌成分，就是一种真菌多糖（桑黄多糖）。

药用真菌多糖和从高等植物体中提取的多糖一样，都是由 7 个分子以上存在于自然界中的醛糖和酮糖通过糖苷键缩合而成的多聚物，在这些由单糖构成的多糖分子中，有的在其结构中还结合一部分蛋白质或多肽，这类物质称为糖蛋白或糖肽。大多数多糖、糖蛋白、糖肽是一类无甜味、无定形的化合物，它们的分子量都很大，几乎都难溶于水，且不溶于有机溶剂，亦无还原性，可被水解成寡糖或单糖。而糖蛋白或糖肽在水解时除生成单糖外，尚能得到各种氨基酸。这些物质存在于真菌的子实体、菌核或菌丝体中，也可以从它们发酵的菌液中提取得到。到目前为止，国内外已从担子菌（真菌中最高等的一个亚门）中筛选出 200 多种具有生物活性的多糖类物质，我国发现有价值的真菌多糖也有近 30 种。其中灵芝多糖、香菇多糖、猪苓多糖、云芝多糖、茯苓多糖、银耳多糖、木耳多糖、金针菇多糖等，其多糖制剂已经通过鉴定投放市场。

除真菌多糖外，部分抗肿瘤真菌还含有其他类别抗癌物质，如抗肿瘤的三萜类物质灵芝三萜和茯苓三萜等，又如雷丸菌核蛋白和发酵菌丝蛋白均对肿瘤有抑制作用。

二、药用真菌抗肿瘤途径

迄今为止，已在实验动物的肿瘤模型上筛选过 200余种担子菌类真菌的提取物，特别是真菌多糖类，对小鼠 S-180 肉瘤、艾氏癌等多种移植性肿瘤具有抗肿瘤作用。这些真菌提取物多具有增强人体免疫机能的作用，实际上这是药用真菌发挥抗肿瘤作用的一个重要途径。灵芝多糖的抑瘤机制之一就是增强机体的免疫功能，增强自然杀伤细胞（NK）活性，促进白细胞介素 2（IL-2）生成，诱导干扰素（IFN）产生等。从灵芝菌丝体中提

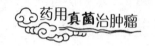

取的一种蛋白多糖不仅抑制小鼠 S-180 肉瘤生长，还能提高荷瘤小鼠的空斑形成细胞（PFC）反应，表明免疫抗体生成。

研究发现，药用真菌有效成分的抗肿瘤作用有如下特点：

1. 多数均未发现直接细胞毒性，在体外均不能抑制肿瘤细胞生长。但少数非多糖成分如灵芝三萜对肿瘤细胞具有细胞毒作用。灵芝三萜可抑制脾脏原生肿瘤、肝脏转移瘤和离体培养的肝肉瘤。有研究认为，灵芝三萜抑制转移瘤的机制可能是其抑制了由肿瘤引起的血管增生。茯苓三萜也对多种肿瘤具有较强的抑制作用，包括肺癌、卵巢癌、皮肤癌、直肠癌等。

2. 真菌多糖虽没有直接细胞毒性，但全身给药后，具有体内抗肿瘤作用，能使动物移植性肿瘤缩小或消退。当切除胸腺、用 X 线照射小鼠或用免疫抑制剂抑制实验小鼠的免疫功能之后，真菌多糖类的抗肿瘤作用亦被抑制。这表明其抗肿瘤作用并非直接细胞毒作用，而是宿主中介性的，即通过机体的抗肿瘤免疫机制实现的。

例如：韩国韩尚斌等的研究结果表明，桑黄多糖通过调节细胞和体液免疫，提高机体的免疫力，能有效抑制癌细胞生长、防止其转移，并且对正常组织没有毒副作用。金东佑等深入地研究桑黄多糖抗癌机理，分析了多糖对腹腔巨噬细胞的影响，发现桑黄多糖有提高巨噬细胞吞噬功能的作用；多糖添加量与一氧化氮及肿瘤坏死因子的产生有一定的浓度依赖性，但对活性氮自由基没有影响。因此，推断桑黄多糖抗癌的机理，可能是通过提高抗原和各种免疫识别机制所需的共刺激分子及组织相容性复合体分子间的作用，影响了抗原呈现表达过程中所必须的一些细胞表面活性分子，来间接调控 T 细胞的免疫作用，以对抗癌细胞，从而产生抗癌效果。赵锦惠等发现桑黄的体外抗癌作用是通过钝化细胞外信号调节酶和激流，这样可阻止肿瘤细胞的增值作用。

3. 某些真菌所含多糖，可能在基因层面上发挥抗肿瘤作用，目前国内对树舌多糖的有关研究较多。现代分子生物学研究认为：肿瘤的发生与癌基因的激活、抗癌基因的失活密切相关，且肿瘤的形成是两种以上癌基因激活的结果。李荣辉等将树舌多糖与生理盐水组比较，小鼠 HepA 瘤细胞抑癌基因被激活，表达显著增强，共同作用可启动细胞周期的负反馈调节，从而阻止细胞无限制从 G1 期进入 S 期，抑制细胞增殖失控，起到抗肿瘤作用。

树舌多糖能诱导肿瘤细胞凋亡。细胞凋亡在 20 世纪 70 年代被首次提出，细胞凋亡对肿瘤起负调控作用，肿瘤的发生、发展不仅是由于细胞增殖速度升高，而且与细胞死亡速度下降有关。

树舌多糖可作用于肿瘤细胞 DNA。DNA 甲基化是真核生物基因表达调控的一种方式，通过改变基因和基因外机制引起的与细胞增殖和分化有关的基因表达异

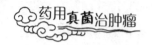

常，造成细胞失去正常过程中的控制而发生癌变。在肿瘤细胞中出现癌基因 DNA 低甲基化和抑癌基因的高甲基化的现象，所以修正基因甲基化的状态就可能成为一条治疗肿瘤的新途径。有实验表明，树舌多糖有阻碍小鼠肿瘤基因 DAN 低甲基化的趋势，抑制癌基因的高表达，促进细胞凋亡。

恶性肿瘤的发生是环境与遗传因素相互作用而导致的多种基因和蛋白质参与的复杂疾病。树舌多糖能影响肿瘤细胞蛋白质，可使某些异常蛋白质组分恢复正常。

第二节　抗肿瘤药用真菌的主要种类

药用真菌是具有药用价值的一大类真菌，随着科学技术的发展，人类所知的抗肿瘤药用真菌会越来越多。

一、侧耳科真菌

侧耳科真菌目前发现 50 多种，其中抗肿瘤品种 11 种。该科真菌目前临床应用较多，如金顶侧耳、侧耳、亚侧耳、香菇、草耳等。

二、裂褶菌科真菌

裂褶菌科真菌目前只发现了 1 种，即裂褶菌。裂褶菌不仅可以治疗普通疾病，更是抗肿瘤的良药。

三、鹅膏菌科真菌

鹅膏菌科真菌目前发现了大约 80 种，其中抗肿瘤品种 3 种。

四、光柄菇科真菌

光柄菇科真菌目前发现了大约 20 种，该科药用真菌的种类相对较少，暂时只有 1 种被发现具有抗肿瘤作用。

五、白蘑科真菌

白蘑科真菌目前发现了大约 242 种，可用于肿瘤治疗的品种 52 种，是抗肿瘤真菌中品种较多的科。其中知名的品种如长根奥德蘑、金针菇、松口蘑、蒙古口蘑、雷丸、斑玉蕈、硬柄小皮伞等。

六、蘑菇科真菌

蘑菇科真菌目前发现约 106 种，其中抗肿瘤品种 7 种。知名的品种有野蘑菇、蘑菇、双环林地蘑菇等。

七、鬼伞科真菌

鬼伞科真菌目前发现约 45 种，其中抗肿瘤品种 7 种。知名的品种有毛头鬼伞、斑鬼伞、褶鬼伞等。

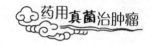

八、粪锈伞科真菌

粪锈伞科真菌目前发现约 15 种，其中抗肿瘤品种
3 种，为柱状田头菇、湿粘田头菇、田头菇。

九、球盖菇科真菌

球盖菇科真菌目前发现约 38 种，其中抗肿瘤品种
12 种，是抗肿瘤品种较多的科。知名的品种有皱环球
盖菇、黄伞等。

十、丝膜菌科真菌

丝膜菌科真菌目前发现约 120 种，其中抗肿瘤品
种 11 种。牛丝膜菌为知名的抗肿瘤真菌。

十一、粉褶菌科真菌

粉褶菌科真菌目前发现约 30 种，其中抗肿瘤品种
6 种。知名的品种为斜盖粉褶菌。

十二、牛肝菌科真菌

牛肝菌科真菌目前发现约 113 种，其中抗肿瘤品
种 15 种。知名的品种有褐圆孢牛肝菌、美味牛肝菌等。

十三、红菇科真菌

红菇科真菌目前发现约 129 种，其中抗肿瘤品种
28 种。知名的品种有烟色红菇、红菇、淡紫红菇等。

十四、鸡油菌科真菌

鸡油菌科真菌目前发现 10 多种，其中抗肿瘤品种 2 种，为鸡油菌、小鸡油菌。

十五、枝瑚菌科真菌

枝瑚菌科真菌目前发现约 39 种，其中抗肿瘤品种 5 种。知名的品种有尖顶枝瑚菇、金黄枝瑚菇等。

十六、韧革菌科真菌

韧革菌科真菌目前发现约 14 种，其中抗肿瘤品种 2 种，为丛片韧革菌、烟色韧革菌。

十七、绣球菌科真菌

绣球菌科真菌目前发现 2 个品种，其中 1 种有抗肿瘤作用，为绣球菌。

十八、皱孔菌科真菌

皱孔菌科真菌目前发现 2 个品种，其中 1 种具有抗肿瘤作用，为干朽菌。

十九、牛舌菌科真菌

牛舌菌科真菌只发现了 1 个品种，并发现其有抗肿瘤作用。

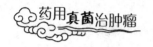

二十、齿菌科真菌

齿菌科真菌目前发现约 13 个品种，其中 1 种有抗肿瘤作用，为褐白肉齿菌。

二十一、猴头菌科真菌

猴头菌科真菌目前发现了约 5 个品种，其中有 1 种有抗肿瘤作用，为猴头菌。

二十二、多孔菌科真菌

多孔菌科真菌目前发现 163 余种，其中抗肿瘤品种多达 55 种，是抗肿瘤真菌中品种最多的科。知名的品种有灰树花、茯苓、猪苓、硫磺菌、东方栓孔菌、毛云芝、云芝、桦褐孔菌、薄皮纤孔菌、粗毛黄褐孔菌、木蹄层孔菌、苦白蹄、红缘拟层孔菌、裂蹄木层孔菌、松针层孔菌、桑黄等。

二十三、灵芝科真菌

灵芝科真菌目前发现约 100 种，其中 6 种有抗肿瘤作用，如树舌灵芝、狭长孢灵芝、灵芝、皱盖假芝等。在灵芝科真菌中，抗肿瘤的品种应远远不止 6 种，还有更多品种有待研究和发现。

二十四、木耳科真菌

木耳科真菌目前在我国发现了约 9 种，其中抗肿瘤品种 2 种，分别为木耳和毛木耳。

二十五、胶耳科真菌

胶耳科真菌目前在我国发现了 4 种，其中抗肿瘤品种 2 种，分别为焰耳、虎掌刺银耳。

二十六、银耳科真菌

银耳科真菌目前在我国发现了 9 种，其中抗肿瘤品种 2 种，分别为金耳、银耳。

二十七、黑粉菌科真菌

黑粉菌科真菌目前在我国只发现了 1 种，且是抗肿瘤真菌。

二十八、鬼笔科真菌

鬼笔科真菌目前在我国发现了 14 种，其中有 2 种具有抗肿瘤作用，分别为白鬼笔、长裙竹节荪。

二十九、笼头菌科真菌

笼头菌科真菌目前在我国发现了 12 种，其中 1 种具有抗肿瘤作用，为黄柄笼头菌。

三十、须腹菌科真菌

须腹菌科真菌目前在我国发现了 6 种，其中 1 种

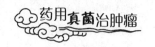

具有抗肿瘤作用，为红须腹菌。

三十一、马勃科真菌

马勃科真菌目前发现了 28 种，其中 3 种具有抗肿瘤作用，分别为大秃马勃、梨形马勃、长柄梨形马勃。

三十二、美口菌科真菌

美口菌科真菌目前发现了 3 种，其中日本美口菌是抗肿瘤真菌。

三十三、肉座菌科真菌

肉座菌科真菌目前在我国发现了 5 种，其中竹生肉球菌具有抗肿瘤活性。

三十四、梭盘菌科真菌

梭盘菌科真菌目前在我国发现了 2 种，其中梭盘菌具有抗肿瘤活性。

第三节　抗肿瘤药用真菌简介

一、紫革耳 *Panus torulosus*

【中文别名】贝壳状革耳、光革耳、蘑菇（陕西）。
【形态特征】子实体初期肉质，后变为强韧革质。

菌盖扁平，后为漏斗形，罕为贝壳形，直径 5~10cm；盖面初时有细毛，很快消失，往往粗糙或有不明显环纹，初时葡萄紫色，渐变为淡黄褐色或茶褐色，老后褪色为浅土黄色；盖缘薄，粉状，后期生稀条纹。菌肉白色，韧，后变为木栓质，菌褶延生，较密至稀疏，幅窄，往往在柄上交织，淡紫色至紫红色，后变为土黄色；褶缘平坦。菌柄偏生，偶有侧生，短，长 2~3cm，粗 1~2.5cm，紫色，有灰色软毛，强韧、中实。

【生态习性】夏秋两季生于阔叶林的切株及腐木上。

【地区分布】主要分布于吉林、陕西、甘肃、河南、湖南、云南、西藏等地。

【抗肿瘤机理】实验研究表明，对小白鼠肉瘤 S-180 及艾氏癌的抑制率均较高。

【性味功用】淡，温。抑制肿瘤，追风散寒，舒筋活络。主治腰腿疼痛、手足麻木、筋络不适、四肢抽搐。为传统中药"舒筋丸"的原料之一。

二、裂褶菌 *Schizophyllum commune*

【中文别名】白参（云南）、树花（陕西）、白花、鸡毛菌（北方）。

【形态特征】裂褶菌包括菌丝体和子实体两部分，成熟后产生孢子。裂褶菌子实体小型，菌盖直径 0.6~4.2cm。白色至灰白色，有绒毛或粗毛，扇形或肾形，具多数裂瓣，菌肉薄。菌褶窄，从基部辐射而出，

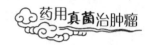

白色或灰白色，有时淡紫色。菌柄短或无。

【生态习性】裂褶菌多在春季至秋季生长，属木腐生菌。野生于阔叶树及针叶树的枯枝倒木上，有的也生在枯死的禾本科植物、竹类或野草上。

【地区分布】主要分布于河北、山西、黑龙江、吉林、辽宁、山东、江苏等地。

【抗肿瘤机理】实验研究表明，对小白鼠肉瘤S-180、艾氏癌、肉瘤37、大白鼠吉田肉瘤的抑制率在70%以上。裂褶菌多糖具有的药理作用有：①体外直接激活人血中附着细胞的活性。②抗肿瘤活性。③抗补体活性。

【性味功用】甘，平，入肾经。抑制肿瘤，补肾益精，滋补强壮。用于身体虚弱、气血不足、阳痿早泄、月经量少、白带异常等。裂褶菌无毒，可食用，云南多产，已人工驯化成功，称为白参，为妇科补品。

三、乌灵参 *Xylaria nigripes*

【中文别名】乌苓参、雷震子、乌丽参、鸡枞蛋、地炭棍、鸡茯苓。

【形态特征】菌核内部白色，肉质绵软，有类似鸡枞菌的香气。菌核上端有柄悬于白蚁穴上壁，并与假根相连。假根圆柱形或扁圆柱形，直径2~3mm，外表黑色，内部白色，常有分枝，曲折蔓延生长于泥土中，其上与子座柄部相连。子座棍棒状，长3~12cm，直径2.5~7mm，中部稍粗，顶端圆钝，初生时灰白色，后变为褐色，外表有疣状突起的子囊盖。子囊壳椭圆形，埋于子座外层，子囊孢子众多，类球形，熟时黑褐色。

【生态习性】生长于温暖山坡地下半米至两米黑翅土白蚁废弃蚁巢上，为黑柄炭角菌菌丝体形成的菌核，野生资源十分稀缺。

【地区分布】分布于江苏、浙江、江西、台湾、广东、四川、云南等地。

【抗肿瘤机理】乌灵参具有抗癌活性，能抑制肿瘤体增长；可迅速提高人体免疫力，促进机体全面补充营养，有助于肿瘤患者的各项指标逐步恢复正常。

【性味功用】甘，平，入心、肝、胃、膀胱经。抑制肿瘤，增加机体免疫力，安神止血。主治失眠、心悸、吐血、衄血、高血压病等。有降脂、壮阳功效。滋补效果好。传统作为跌打损伤药，现利用菌丝体发酵培养、生产。

四、长根奥德蘑 *Oudemansiella radicata*

【中文别名】长根金钱菌、长根菇。

【形态特征】子实体中等至稍大。菌盖宽2.5~11.5cm，半球形至渐平展，中部凸起或似脐状并有深色辐射状条纹，浅褐色或深褐色至暗褐色，光滑，湿润，黏。菌肉白色，薄。菌褶白色，弯生，较宽，稍密。孢子印白色，孢子无色，光滑，卵圆形至宽圆形，（13~18）μm×（10~15）μm。囊体近梭形，褶缘囊体无色，近梭形，顶端稍钝。

【生态习性】夏秋季在阔叶林中地上单生或群生，

其假根着生在地下腐木及树林腐根上。

【地区分布】主要分布于河北、吉林、江苏、安徽、浙江、福建、河南、海南等地。

【抗肿瘤机理】①对小白鼠肉瘤 S-180 有抑制作用。②能提高人体免疫力以及巨噬细胞吞噬能力，具抑制肿瘤生长、防止正常细胞突变为癌细胞的作用。

【功用】平肝阳，抗肿瘤，护胃杀菌，降血压。此菌可食用，现已人工培养并食用。

五、松口蘑 *Tricholoma matsutake*

【中文别名】松茸、松蘑、松蕈、鸡丝菌、大花菌、松菌、剥皮菌等。

【形态特征】子实体散生或群生。菌盖直径 5~20cm。扁半球形至近平展，污白色，具黄褐色至栗褐色平状的纤毛状鳞片，表面干燥，菌肉白色，肥厚。菌褶白色或稍带乳黄色，较密，弯生，不等长。菌柄较粗壮，长 6~14cm，粗 2~2.6cm；菌环以下具栗褐色纤毛状鳞片，内实，基部稍膨大。菌环生于菌柄商埠，丝膜状，上面白色，下面与菌柄同色。孢子无色、光滑，宽椭圆形至近球形，（6.5~7.5）mm×（4.5~6.2）mm。

【生态习性】秋季生于松林或针阔混交林地上，群生或散生，有时形成蘑菇圈。该菌属于树木的外生菌根菌。

【地区分布】主要分布于吉林、云南、四川、西藏。

此外，在安徽、广西、山西、青海等地也有分布，但数量较少。

【抗肿瘤机理】①松口蘑子实体热水提取物对小白鼠肉瘤 S-180 和艾氏癌的抑制率分别为 91.8% 和 70%。松口蘑含有具有抗癌活性的"松茸多糖"，这是其他植物都没有的特殊双链生物活性物质。它具有超强抗基因突变能力和强抗癌作用，能自动识别肿瘤细胞所分泌的毒素，靶向性地与肿瘤细胞靠近、结合，通过溶解肿瘤细胞膜和破坏脂质双层进入细胞内，封闭肿瘤细胞的转体蛋白受体，阻断肿瘤细胞的蛋白质合成，使肿瘤细胞不能分裂繁殖以致死亡。松茸多糖破坏肿瘤细胞遗传复制的 DNA 基因，从而达到抗基因突变，抑制肿瘤和控制肿瘤复发、转移的目的。世界卫生组织有关调查表明，日本肿瘤患者的复发和转移比例大大低于其他国家，其 5 年生存率高达 80% 以上。经调查发现，是日本将松口蘑广泛应用于抗癌临床的结果，此消息引起全世界的关注。松口蘑是食药兼用真菌中抗癌效果较好的一种。②松口蘑所含三萜类化合物对肿瘤细胞和白血病细胞具有细胞毒作用，对分枝杆菌有拮抗作用，子实体中含有 6 种挥发性物质，具有抑制枯草杆菌生长的活性。

【性味功用】甘，平，味道鲜美。抑制肿瘤，益肠胃，理气止痛，化痰。主治溲浊不禁、腰腿疼痛、手足麻木、筋络不舒、痰多气短、大便干燥等。

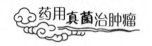

六、雷丸 *Omphalia lapidescens*

【中文别名】竹苓、雷实、竹铃芝、雷矢、白雷丸、木连子、竹矢、雷公丸。

【形态特征】干燥的菌核为球形或不规则的圆块状，大小不等，直径 1~2cm。表面呈紫褐色或灰褐色，全体有稍隆起的网状皱纹。质紧密者为半透明状，可见半透明与不透明部分交错成纹理。以个大、饱满、质坚、外紫褐色、内白色、无泥沙者为佳。

【生态习性】多生于竹林下，生长在竹根上或老竹兜下。

【地区分布】主要分布于浙江、安徽、福建、河南、湖北、湖南等地。

【抗肿瘤机理】雷丸提取的蛋白酶（含量约 5%）肌肉注射或腹腔注射，对小白鼠肉瘤 S-180 的抑制率为 33.3%~69.3%，显示有一定的抑制肿瘤作用。小鼠皮下注射雷丸多糖，能明显增加刚果红染料在血中的廓清；对绵羊红细胞免疫的小鼠能明显增加其血清半数溶血值。这表明雷丸多糖能增强小鼠网状内皮系统的吞噬功能和体液免疫功能。

【性味功用】苦，寒，有小毒，入胃、脾、肺、大肠经。抑制肿瘤，杀虫，消积，除热。

七、斑玉蕈 *Hypsizygus marmoreus*

【中文别名】真姬菇（日本）、鸿喜菇（台湾）、蟹味菇。

【形态特征】子实体中等至较大。菌盖直径3~15cm，幼时呈扁半球形，后稍平展，中部稍凸起，污白色、浅灰白、黄色，表面平滑，水浸状，中央有浅褐色印隐斑纹（似大理石花纹）。菌肉白色，稍厚。菌褶污白色，近直生，密或稍稀，不等长。菌柄细长稍弯曲，长3~11cm，粗0.5~1cm，表面白色，平滑或有纵条纹，实心，往往丛生而基部相连或分叉。孢子光滑，无色，宽椭圆形或近球形。

【生态习性】夏末至秋季生于阔叶树枯木及倒腐木上，丛生。

【地区分布】主要分布于辽宁、山西等地。

【抗肿瘤机理】其子实体中提取的 β-1,3-D 葡聚糖具有很高的抗肿瘤活性，而且从斑玉蕈中分离得到的聚合糖酶的活性也比其他菇类要高许多，其子实体热水提取物和有机溶剂提取物有清除体内自由基作用。因此，斑玉蕈具有抗肿瘤、提高免疫力的作用。

【功用】抗癌，防癌，提高免疫力，防止便秘，预防衰老，延长寿命。帮助青少年益智、增高。斑玉蕈是一种低热量、低脂肪的保健食品。

八、硬柄小皮伞 Marasmius oreades

【中文别名】硬柄皮伞、仙环上皮伞。

【形态特征】子实体较小。菌盖宽3~5cm，扁平球

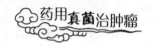

形至平展，中部平或稍凸，浅肉色至深土黄色，光滑，边缘平滑或湿时稍显出条纹。菌肉近白色，薄。菌褶白色，宽，稀，离生，不等长。菌柄圆柱形，长 4~6cm，粗 0.2~0.4cm，光滑，内实。

【生态习性】夏秋季在草地上群生并形成蘑菇圈，有时生于林中地上。

【地区分布】主要分布于河北、山西、青海、四川、西藏、湖南、内蒙古、福建等地。

【抗肿瘤机理】可药用，有抗肿瘤作用。

【功用】抑制肿瘤。主治腰腿疼痛、手足麻木、筋络不适。本品有香气，味鲜，口感好。

九、野蘑菇 *Agaricus arvensis*

【中文别名】田蘑菇、燕麦伞菌、蕈子、野生蘑菇等。

【形态特征】子实体中等至大型。菌盖直径 6~20cm，初半球形，后扁半球形至平展，近白色，中部污白色，光滑，边缘常开裂，有时出现纵沟和细纤毛。菌肉白色，较厚。菌褶初期粉红色，后变褐色至黑褐色，较密，不等长。菌柄与菌盖同色，菌环双层，白色。孢子褐色，光滑，椭圆形至卵圆形。

【生态习性】夏秋季于草地上单生。

【地区分布】主要分布于河北、山西、内蒙古、青海、新疆等地。

【抗肿瘤机理】抗肿瘤实验对小白鼠肉瘤 S-180

及艾氏癌有较高的抑制率。

【性味功用】温，甘（微咸）。抑制肿瘤，祛风散寒，舒筋活络，抗菌。

十、双环林地蘑菇 *Agaricus placomyces*

【中文别名】扁圆盘伞菌、双环菇。

【形态特征】子实体中等至稍大。菌盖直径3~14cm，初期扁半球形，后平展，近白色，中部淡褐色到灰褐色，覆有纤毛组成的褐色鳞片，边缘有时纵裂或有不明显的纵沟。菌肉白色，较薄，具有双孢蘑菇气味。菌褶初期近白色，很快变为粉红色，后呈褐色至黑褐色，稠密，离生，不等长。菌柄长4~10cm，粗0.4~1.5cm，白色，光滑，内部松软，后变中空，基部稍膨大，伤变淡黄色，后恢复原状。菌环边缘成双层，白色，后渐变为淡黄色，膜质，表面光滑，下面略呈海绵状，生菌柄中上部，干后有时附着在菌柄上，易脱落。

【生态习性】秋季于村中地上及杨树根部单生、群生及丛生。

【地区分布】主要分布于河北、山西、黑龙江、江苏、安徽、湖南等地。

【抗肿瘤机理】实验研究表明，双环林地蘑菇有抗肿瘤作用，对小白鼠肉瘤 S-180 和艾氏癌均有较高的抑制率。

【功用】抗肿瘤。

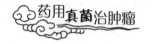

十一、毛头鬼伞 *Coprinus comatus*

【中文别名】鸡腿蘑（河北、山西）、毛鬼伞。

【形态特征】子实体较大，菌盖直径 3~5cm，高 9~11cm，表面褐色至浅褐色，随着菌盖长大而断裂成较大型鳞片。菌柄呈圆柱形，菌肉白色。当开伞后 40 分钟内边缘菌褶溶化成墨汁状液体，同时菌柄变得细长。

【生态习性】秋季在田野、林缘、道旁、公园内生长，雨季甚至可在茅屋顶上生长。

【地区分布】主要分布于黑龙江、吉林、河北、山西、内蒙古、甘肃、新疆等地。

【抗肿瘤机理】①从子实体中提取的粗多糖具有较高的免疫活性和抗肿瘤活性。有实验研究显示，对小鼠肉瘤 S-180 和艾氏癌抑制率均在 90% 以上。②实验研究毛头鬼伞多糖对免疫抑制小鼠体液免疫功能的影响：小鼠灌胃给予低、中、高 3 个不同剂量的毛头鬼伞多糖，对照组给予香菇多糖，模型组、空白对照组均给予等量生理盐水。每天给药 1 次，连续 14 天后，采用 MTT 法检测。结果表明，中、高剂量组毛头鬼伞多糖可以促进免疫抑制小鼠 B 淋巴细胞的增殖能力，提高免疫抑制小鼠抗体形成细胞的数量。毛头鬼伞多糖能显著提高免疫抑制小鼠体液免疫功能。

【性味功用】甘，平。抑制肿瘤，益肠胃，清神，治疗消化不良、痔疮。毛头鬼伞被定为符合联合国粮农组织（FAO）和世界卫生组织（WHO）要求的，集天然、营养、保健三种功能为一体的16种珍稀食用菌之一。

十二、柱状田头菇 *Agrocybe cylindracea*

【中文别名】杨树菇、柳蘑、柳松茸、茶树菇、茶新菇、柳菌、柳环菌、柱状环锈伞。

【形态特征】子实体单生、双生或丛生，菌盖直径5~10cm，表面平滑，初暗红褐色，有浅皱纹，菌肉白色、肥厚。成熟期菌柄变硬，菌柄附暗淡黏状物，菌环残留在菌柄上或附于菌盖边缘自动脱落。内表面常长满孢子而呈锈褐色，孢子呈椭圆形，淡褐色。菌盖初生后逐渐平展，中部浅褐色，边缘较淡。

【生态习性】主要分布于北温带，生长于小乔木类油茶林腐朽的树根部及其周围。

【地区分布】主要分布于福建、台湾、云南等地。

【抗肿瘤机理】富含抗癌多糖。其提取物对小白鼠肉瘤S-180和艾氏癌的抑制率高达80%~90%，可见柱状田头菇有很好的抗癌作用。

【性味功用】甘，平，入脾、膀胱经。抑制肿瘤，健脾，利尿，渗湿，止泻。

十三、田头菇 *Agrocybe praecox*

【中文别名】白环锈伞、早生白菇、春生田头菇。

【形态特征】子实体一般稍小。菌盖直径2~8cm，扁半球形，渐平展，乳白色至淡黄色，边缘平滑。菌褶

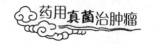

直生或近弯生，锈褐色，不等长。菌环生柄之上部，白色，膜质，易脱落。可食用，味道较好。

【生态习性】春、夏、秋季生于稀疏的林中地上或田野、路边草地上，散生或群生至近丛生。

【地区分布】主要分布于广东、香港、河北、山西、甘肃、江苏、陕西、湖南、西藏、四川等地。

【抗肿瘤机理】对小白鼠肉瘤 S-180 和艾氏癌均有较高的抑制率。

【功用】抑制肿瘤。

十四、皱环球盖菇 *Stropharia rugosoannulata*

【中文别名】大球盖菇、皱球盖菇、酒红色球盖菇、斐氏球盖菇、斐氏假黑伞。

【形态特征】菌盖近半球形，后扁平，直径 5~45cm。菌盖肉质，湿润时表面稍有黏性。幼嫩子实体初为白色，常有乳头状的小突起，随着子实体逐渐长大，菌盖渐变成红褐色至葡萄酒红褐色或暗褐色，老熟后褪为褐色至灰褐色。有的菌盖上有纤维状鳞片，随着子实体的生长成熟而逐渐消失。菌盖边缘内卷，常附有菌幕残片。菌肉肥厚，色白。菌褶直生，排列密集，初为污白色，后变成灰白色，随菌盖平展，逐渐变成褐色或紫黑色。菌柄近圆柱形，靠近基部稍膨大，柄长 5~20cm，柄粗 0.5~4cm，菌环以上污白，近光滑，菌环以下带黄色细条纹。菌环膜质，较厚或双层，位于柄的中上部，白色或近白色，上面有粗糙条纹，深裂成若干片段，在老熟的子实体上常消失。

【生态习性】春至秋生于林中、林缘的草地上或路旁、园地、垃圾场、木屑堆或牧场的牛马粪堆上。

【地区分布】主要分布于台湾、香港、四川、陕西、甘肃、云南、吉林、西藏等地。

【抗肿瘤机理】实验研究表明，对小白鼠肉瘤S-180和艾氏癌的抑制率均为70%。

【功用】抑制肿瘤。

十五、黄伞 *Pholiota adiposa*

【中文别名】肥鳞伞、多脂鳞伞、金柳菇、黄柳菇。

【形态特征】实体单生或丛生，菌盖直径5~12cm，初期半球形，边缘常内卷，后渐平展，有一层黏液；盖面色泽金黄色至黄褐色，附有褐色近似平状的鳞片，中央较密。菌肉白色或淡黄色。菌褶直生密集，浅黄色至锈褐色，直生或近弯生，稍密。菌柄纤维质长5~15cm，粗1~3cm，圆柱形，有白色或褐色反卷的鳞片，稍黏，下部常弯曲。菌环淡黄色，毛状，膜质，生于菌柄上部，易脱落。

【生态习性】生长于黄河两岸及成片林区的柳树枯木上。

【地区分布】主要分布于河北、山西、黑龙江、吉林、浙江、河南等地。

【抗肿瘤机理】对小白鼠肉瘤S-180和艾氏癌的抑制率均为80%。子实体表面有一层黏质，经盐水、

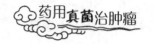

温水、碱溶液或有机溶液提取可得多糖体，此多糖体对小白鼠肉瘤 S-180 及艾氏癌的抑制率达 80%~90%。

【性味功用】甘，寒。抑制肿瘤，益肠胃，化痰理气，解毒，消肿。经常食用可以助消化、祛痰，并治疗无名肿毒和其他疮痈。

十六、牛丝膜菌 *Cortinarius bovinus*

【形态特征】子实体小至中等。菌盖直径 6~8cm，扁半球形，开伞后近平展，中部稍凸起，表面湿润，深褐色至暗栗褐色，具纤维状平伏条纹，干时有丝光，幼时靠近边缘有白色纤维状物。菌肉厚，带浅褐色。菌褶直生又弯生，幼时浅褐色，后变暗褐色至深肉桂色，密至稍稀，宽，边缘平滑或锯齿状，不等长。菌柄稍粗，上部细而下部渐粗，长 6~8cm，粗 0.7~2.5cm，浅褐至深褐色，有白色丝状条纹，基部膨大近球形，粗达 2~3cm。菌柄中部有污白色絮状丝膜，后期消失形成白色环带，菌膜珠网状，常附着孢子呈锈褐色。孢子椭圆形，粗糙具疣。

【生态习性】夏末至秋季在云杉等针叶林地上成群生长，有时近丛生。此种为树木的外生菌根菌，与云杉、冷杉、铁杉等树木形成菌根。

【地区分布】主要分布于新疆、西藏等地。

【抗肿瘤机理】实验研究表明，牛丝膜菌有抗癌作用，对小白鼠肉瘤 S-180 抑制率为 90%，对艾氏癌的抑制率为 80%。可食用。

【性味功用】抑制肿瘤。

十七、斜盖粉褶菌 *Entoloma abortivum*

【中文别名】角孢斜盖伞、角孢斜顶蕈。

【形态特征】子实体中等至稍大。菌盖宽 3~9.5cm，扁球形至近平展，往往偏斜，中部稍下凹，污白色或灰白色，有时变至淡黄褐色，光滑，边缘平滑。菌肉白色。菌褶开始近白色，后变粉红色。孢子印粉红色。孢子无色，光滑，孢子多角形。

【生态习性】秋季在林中地上近丛生、群生或单生。

【地区分布】主要分布于云南、吉林、河北、四川、陕西、河南等地。

【抗肿瘤机理】实验研究表明，其子实体对小白鼠肉瘤 S-180 的抑制率及对艾氏癌的抑制率均为 90%。

【功用】抑制肿瘤。可食，味道鲜美。

十八、褐圆孢牛肝菌 *Gyroporus castaneus*

【中文别名】栎牛肝菌、褐空柄牛肝。

【形态特征】子实体小至中等大。菌盖直径 2~8cm，扁半球形，后渐平展至下凹，干，有细微的绒毛，淡红褐色至深咖啡色。菌肉白色，伤不变色。菌管离生或近离生，白色，后变淡黄色。管口每毫米 1~2 个。柄近柱形，长 2~8cm，粗 0.5~2cm，与菌盖同色，有微绒毛，上下略等粗，中空。孢子印淡黄色。

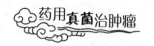

【生态习性】夏秋季于橡树林或针阔混交林中地上单生、散生至群生。属树木的外生菌根菌。

【地区分布】主要分布于浙江、云南、吉林、广东、江苏、湖南、西藏等地。

【抗肿瘤机理】实验研究表明本菌有抗癌作用，对小白鼠肉瘤 S-180 的抑制率为 80%，对艾氏癌的抑制率为 70%。

【功用】抑制肿瘤。可食用，但在云南地区群众反映有毒，国外也有此菌有毒的记载，采食时应注意。

十九、烟色红菇 *Russula adusta*

【中文别名】黑菇、火炭菌（广西）。

【形态特征】子实体中等大。菌盖直径 9.5~11cm，扁半球形后下凹，平滑，不黏或在潮湿环境中稍黏，初带白色，后变淡烟色、棕灰色至深棕灰色，受伤处灰黑色。菌肉较厚，白色，受伤时不变红色而变灰色或灰褐色，最后呈黑色。味道柔和，无特殊气味。菌褶白色，受伤变黑色，不等长，稍密而薄，直生或稍延生。菌柄长 1.5~6.5cm，粗 1~2.8cm，肉质，近圆柱形，中实，白色，老后与菌盖同色，伤处变暗。孢子印白色。

【生态习性】夏秋季生于针叶林中地上，单生或群生。与松树、栎树等树木形成菌根。

【地区分布】主要分布于河北、吉林、江苏、广东、湖南、甘肃等地。

【抗肿瘤机理】对小白鼠肉瘤 S-180 和艾氏癌的抑制率为 80%。

【功用】抑制肿瘤。

二十、鸡油菌 *Cantharellus cibarius*

【中文别名】杏菌、杏黄菌、鸡蛋黄菌等。

【形态特征】子实体一般中等大，喇叭状，肉质，杏黄色至蛋黄色。菌盖直径 3~10cm，初扁平，后渐下凹，边缘伸展呈波状或瓣状向内卷。菌肉蛋黄色，稍厚。菌褶延生至菌柄部，窄而分叉或有横脉相连。孢子无色。

【生态习性】夏秋季在林中地上单生或群生。与云杉、栗树、山毛榉、鹅耳枥等形成菌根。

【地区分布】主要分布于黑龙江、吉林、河北、江苏、浙江、江西、四川、云南、贵州、福建、广东等地。

【抗肿瘤机理】子实体乙醇提取物对小白鼠肉瘤 S-180 有抑制作用。

【性味功用】甘，平，入肝经。抑制肿瘤，明目，润燥，利肺，益肠胃。食用味鲜美，气味浓香。

二十一、干朽菌 *Gyrophana lacrymans*

【中文别名】伏果圆炷菌、泪菌。

【形态特征】子实体平伏，近圆形、椭圆形，有时数片连接成大片，一般长宽 10~20cm，相互接连可以达

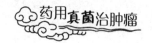

100cm，肉质，干后近革质。子实层锈黄色，由棱脉交织成凹坑或皱褶，棱脉边缘后期割裂成齿状，子实层边缘有宽达 1.5~2cm 的白色或黄色具绒毛状的不孕宽带。凹坑宽 1~2mm，深约 1mm。担子棒状，细长。囊体长棱形，孢子浅锈色。

【生态习性】生长于各种建筑木材上，如木地板、木棚、原木、桥梁、木门、木柜等。该菌是世界著名的木腐菌，腐朽力很强，破坏力极大，使木材形成块状褐色腐朽。朽材褐色，形成方块，之间有菌索，后期朽块变成粉末。

【地区分布】主要分布于云南、四川、西藏、新疆、内蒙古、黑龙江、吉林等地。

【抗肿瘤机理】实验研究显示其具有抗癌作用，对小白鼠肉瘤 S-180 的抑制率 70%，对艾氏癌抑制率为 60%。

【功用】抑制肿瘤。

二十二、牛舌菌 *Fistulina hepatica*

【中文别名】肝色牛排菌、肝脏菌、鲜血茸、猪舌菌、猪肝菌等。

【形态特征】子实体中等大，肉质，有柄，软而多汁，半圆形、匙形或舌形，暗红色至红褐色。菌盖黏，有辐射状条纹及短柔毛，宽 9~10cm，剖面可见条纹。子实层生菌管内，菌管各自可分离，无共同管壁，密集排列在菌肉下面。

【生态习性】夏秋季生于板栗树桩上及其他阔叶树腐木桩上。

【地区分布】主要分布于河南、广西、福建、云南、四川等地。

【抗肿瘤机理】对小白鼠肉瘤 S-180 和艾氏癌的抑制率分别为 95% 和 90%。牛舌菌含明胶、木糖和阿拉伯糖，能够增强机体免疫力，有明显的抗肿瘤效果。

【功用】抑制肿瘤，增强免疫力。

二十三、褐白肉齿菌 *Sarcodon fuligineo-albus*

【中文别名】夏母（西藏）、光盖牛腮巴、白褐肉齿菌、褐盖肉齿菌。

【形态特征】子实体中等大。菌盖半球形到平展，中部稍下凹，直径 4~15cm，浅灰黄色、黄褐色，干后色淡近浅烟灰褐色。菌肉白黄色，肉刺锥状，长 1~2mm。菌柄偏生或中生，同菌盖颜色。

【生态习性】夏季或秋末生于针阔混交林地上，群生或散生。与树木形成外生菌根。

【地区分布】主要分布于安徽、四川、云南、西藏等地。

【抗肿瘤机理】实验研究显示其有抑癌作用，对小白鼠肉瘤 S-180 抑制率较高。

【性味功用】甘，平。抑制肿瘤，主治咽痛、疖腮、疮疥，亦有清热解毒及消炎作用。新鲜时具香气，可食用。

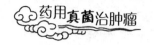

二十四、灰树花 *Griflola frondosa*

【中文别名】栗子蘑（河北）、贝叶多孔菌、云蕈、千佛菌（四川）、莲花菌（福建）、舞茸（日本）等。

【形态特征】子实体肉质，短柄，呈珊瑚状分枝，末端生扇形至匙形菌盖，重叠成丛，大的丛宽40~60cm，重3~4kg。菌盖直径2~7mm，灰色至浅褐色，表面有细毛，老后光滑，有反射性条纹，边缘薄，内卷。菌肉白，厚。菌管孔面白色至淡黄色，管口多角形。

【地区分布】主要分布于黑龙江、吉林、河北、四川、云南、广西、福建等地。

【抗肿瘤机理】实验研究表明，对小白鼠肉瘤S-180抑制率较高，对艾氏癌抑制率达90%。

灰树花是引人注目的抗癌药源，一方面是其较高的硒含量有抗御癌肿的作用，另一方面是其所含的灰树花多糖以 β-葡聚糖为主，抗癌活性尤其显著。以日本学者为主，对灰树花进行了广泛的研究，证明灰树花是最有价值的药食两用菇类。特别是从灰树花中提取的最有效活性成分灰树花 D-fraction 具有极强的抗癌功效，被誉为"真菌之王，抗癌奇葩"。其抗癌作用为：活化吞噬细胞、自然杀伤细胞等免疫细胞；诱导白细胞介素、干扰素 γ、肿瘤坏死因子 α 等细胞因子的分泌；诱导癌细胞凋亡。还可与传统化疗药物（丝裂霉素、卡莫司汀等）合用，既增加药效，又减轻化疗过程中的毒副作用；与免疫治疗药物（干扰素 – α2b）则有协同作用。

灰树花还能减缓晚期癌症患者的疼痛，增加食欲，改善其生活质量。

【性味功用】甘，平。抑制肿瘤，益气健脾，补虚扶正。保护肝脏、胰脏，防止动脉硬化和脑血栓形成，预防贫血、坏血病、肝硬化、糖尿病、某些心脏病、白癜风、克山病、佝偻病、大骨节病。可以人工培养，加工制成做食品及饮料等，风味独特而名贵。

二十五、猪苓 *Polyporus umbellatus*（*Grifola umbellate*）

【中文别名】豕零、豨苓、地乌桃、猪茯苓、猪苓多孔菌、野猪食、猪粪苓等。

【形态特征】子实体大或很大，肉质，有柄，多分枝，末端生圆形白色至浅褐色菌盖，一丛直径可达35cm。菌盖圆形，中部下凹近漏斗形，边缘内卷，被深色细鳞片，宽1~4cm。菌肉白色，孔面白色，干后草黄色。地下部分为菌核，传统药用；地上子实体，味鲜可食用。我国早已人工驯化培养成功。

【地区分布】猪苓在我国分布较广。

【抗肿瘤机理】①猪苓提取物的抗肿瘤作用：猪苓提取物（主要为猪苓多糖）对小鼠移植性肿瘤S–180有较显著的抑制作用，抑瘤率达50%~70%，瘤重抑制率达30%以上。经提取物治疗的荷瘤小鼠中，有6%~7%的肿瘤完全消退。对肿瘤完全消退的小鼠，在1~6个月

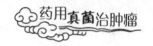

后再接种肿瘤细胞，均不生长肿瘤。在单用化疗药不表现抗肿瘤效果时，加用适量的猪苓提取物会有显著抗肿瘤作用。还可使荷瘤小鼠脾脏抗体产生细胞明显增多，表明有显著的促进抗体形成作用，还能显著提高荷瘤小鼠腹腔巨噬细胞吞噬活力。②免疫增强：猪苓多糖能显著增强小鼠 T 细胞对刀豆素 A（ConA）的增殖反应以及 B 细胞对脂多糖（LPS）的增殖反应。能促进异型脾细胞激活细胞毒 T 细胞（CTL）对靶细胞的杀伤。CTL是机体免疫监视的重要效应细胞，在肿瘤免疫中具有关键作用。

【性味功用】甘，淡，平，入脾、肾、膀胱经。抑制肿瘤，增强免疫力，保肝护肝，抗辐射，利水渗湿。主治小便不利、水肿胀满、泄泻、淋浊、带下。

二十六、硫黄菌 *Laetiporus sulphureus*

【中文别名】黄芝、金芝、鲑鱼菌、硫色菌、树鸡、硫黄多孔菌、硫色多孔菌等。

【形态特征】子实体大型。初期瘤状，似脑髓状，菌盖宽 8~30cm，厚 1~2cm，表面硫黄色至鲜橙色，有皱纹，无环带，边缘薄而锐，波浪状至瓣裂。菌盖覆瓦状排列，肉质多汗，菌肉白色或浅黄色，干后轻而脆。此菌的重要特征是子实体瓦状排列，硫黄色。

【生态习性】生于柳树、云杉等活立木树干、枯立木桩上，往往重叠生长，引起木材褐色块状腐朽。常生长在香菇段木上，被视为"杂菌"。

【地区分布】主要分布于河北、黑龙江、吉林、辽宁、山西等地。

【抗肿瘤机理】可抑制小白鼠肉瘤 S-180 的生长，并延长动物的生存时间；子实体热水提取物抑制小白鼠艾氏癌的生长。对小白鼠肉瘤 S-180 和艾氏癌抑制率分别为 80% 和 90%。

【性味功用】甘，温。抑制肿瘤，补益气血，改善体力虚弱，经常食用对人体可起到重要的调节作用。本品是治疗乳腺癌、前列腺癌及原发性慢性肾上腺皮质功能减退症等内分泌疾病的重要药物。

二十七、东方栓孔菌 *Trametes orientalis*

【中文别名】灰带栓菌、东方云芝、白鹤菌。

【形态特征】子实体大，木栓质，无柄侧生，多覆瓦状叠生。菌盖半圆形扁平或近贝壳状，（3~12）cm×（4~20）cm，厚 3~10mm，表面具微细绒毛，后渐光滑，米黄色，灰褐色至红褐色，常有浅棕灰色至深棕灰色的环纹和较宽的同心环棱，有放射状皱纹，基部常具褐色小疣突。菌肉白色至木材白色，坚韧。菌管与菌肉同色或稍深，管壁厚。孢子无色，光滑，长椭圆形。

【生态习性】生于柞树、榆树、椴树等树木的枯木、倒木、木桩上。属木腐菌，引起木材海绵状白色腐朽。

【地区分布】主要分布于吉林、黑龙江、湖北、江西、湖南、云南、广西、广东、贵州、海南、台湾、

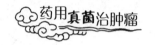

西藏等地。

【抗肿瘤机理】实验表明，对小白鼠肉瘤 S-180 和艾氏癌的抑制率在 80% 以上。

【性味功用】微辛，平。抑制肿瘤，主治炎症、风湿痹痛、咳嗽痰喘，以及肺结核、支气管炎。

二十八、毛云芝 *Coriolus hirsutus*

【中文别名】毛栓菌、毛革盖菌、蝶毛菌。

【形态特征】子实体小至中等大。菌盖半圆形、贝壳形或扇形，无柄，单生或覆瓦状排列。菌盖直径 10cm，厚 0.2~1cm，表面浅黄色至淡褐色，有粗毛或绒毛和同心环棱，边缘薄而锐，完整或波浪状，菌肉白色至淡黄色。管孔面白色、浅黄色、灰白色至变暗灰色，孔口圆形到多角形，每毫米 2~3 个，管壁完整，孢子圆柱形，腊肠形，光滑，无色。

【生态习性】生于杨树、柳树等阔叶树活立木、枯立木、死枝杈或伐桩上。

【地区分布】主要分布于黑龙江、吉林、河北、河南、山西、内蒙古等地。

【抗肿瘤机理】可供药用。对小白鼠肉瘤 S-180 和艾氏癌抑制率分别为 90% 和 80%。

【功用】抑制肿瘤。主治风湿、肺炎，护肝、保肝。民间用于除风湿、疗肺疾、止咳、化脓、生肌。是生产中成药"云芝肝泰"的主要原料。

二十九、云芝 *Coriolus versicolor*

【中文别名】杂色云芝、彩绒革盖菌、杂色云芝、黄云芝、灰芝。

【形态特征】子实体中等至大型。革质至半纤维质，侧生无柄，常覆瓦状叠生。菌盖半圆形至贝壳形，（1~6）cm×（1~10）cm，厚1~3mm。盖面幼时白色，渐变为深色，有密生的细绒毛，长短不等，呈灰、白、褐、蓝、紫、黑等多种颜色，并构成云纹状的同心环纹。盖缘薄而锐，波状，完整，淡色，管口面初期白色，渐变为黄褐色、赤褐色至淡灰黑色，管口圆形至多角形，后期开裂。菌肉白色，纤维质，干后纤维质至近革质。

【生态习性】生于多种阔叶树木桩、倒木和枯枝上。子实体常于桩面或倒木围成莲座状。

【地区分布】分布于黑龙江、吉林、辽宁、河北、河南及南方林区。

【抗肿瘤机理】①云芝多糖对肉瘤 S-180、白血病 L-1210 和腺癌 755 均有抑制作用。粗制品如云芝菌丝热水提取物，对肉瘤 S-180 抑制率为 77.5%，精制品活性加大，对肉瘤 S-180 抑制率达 99.3%。由于云芝多糖能明显抑制动物多种肿瘤，抗瘤谱较广。②提高机体免疫功能：云芝多糖对小鼠腹腔巨噬细胞可加强其吞噬作用，对环磷酰胺引起的脾脏萎缩具有对抗作用。云芝多糖能使胸腺缩小、脾重增加。云芝糖肽能使淋巴细胞明

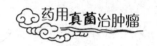

显增殖：小鼠腹腔内注射环磷酰胺 25mg/kg，抑制活化
T 细胞产生白介素 2 和 T 细胞中介的迟发型超敏反应，
如同时给予云芝糖肽 25mg/kg，连续 5 天，可对抗上述
免疫抑制效应。

【性味功用】甘、淡、微寒，入肝、脾、肺经。
健脾利湿，止咳平喘，清热解毒，治疗多种肿瘤及白血
病，慢性、活动性肝炎，肝硬化，慢性支气管炎，类风
湿关节炎等。所含云芝多糖有降血脂、血糖，抗动脉硬
化等作用。

三十、桦褶孔菌 *Lenzites betulina*

【中文别名】桦革裥菌。

【形态特征】子实体小至中等大，一年生，革质或
硬革质。无柄菌盖半圆形或近扇形，直径 2.5~10cm，
厚 0.6~1.5cm，有细绒毛，初期浅褐色，有密的环纹和
环带，后呈黄褐色、深褐色或棕褐色，甚至深肉桂色，
老时变灰白色至灰褐色。菌肉白色或近白色，后变浅黄
色至土黄色。菌褶初期近白色，后期土黄色。孢子近球
形至椭圆形，平滑，无色。

【生态习性】夏秋季在桦树、椴树、槭树、杨树、
栎树等阔叶树腐木上呈覆瓦状生长。

【地区分布】主要分布于黑龙江、吉林、辽宁、
内蒙古、山西、河北等地。

【抗肿瘤机理】子实体甲醇提取液对小白鼠肉瘤
S-180 抑制率为 23.2%~38%，另有报道为 90%。对艾氏

癌的抑制率为 80%。所含麦角甾醇过氧化物具有免疫抑制活性，可对抗刀豆素 A 和脂多糖引起的小白鼠脾脏淋巴细胞的增殖。

【性味功用】淡，温。抗肿瘤，祛风散寒，舒筋活络。可治疗腰腿疼痛、手足麻木、筋络不舒、四肢抽搐等。

三十一、薄皮纤孔菌 *Inonotus cuticularis*

【中文别名】稀针孔菌、薄皮毛背菌、合树菌、桂花菌。

【形态特征】子实体一般较大，一年生，软肉质，干后硬，无柄。菌盖半圆形或扇形，(2~10)cm × (3~20)cm，厚 3~20mm，基部狭窄，常呈覆瓦状生长，琥珀褐色至栗色，粗绒毛渐变为纤毛状或近光滑。盖缘暗灰色，薄锐，常内卷。菌肉初期近白色，后变至菌盖色。孢子黄褐色。

【生态习性】生于桦树等阔叶树腐木上，常呈覆瓦状生长。

【地区分布】主要分布于吉林、四川、江苏、浙江、湖南、广东、广西、海南、云南、西藏等地。

【抗肿瘤机理】实验表明，对小白鼠肉瘤 S-180 的抑制率为 90%，对艾氏癌的抑制率高于 90%。

【性味功用】香而甘。抑制肿瘤，止血，顺气益神，祛邪风。主治狐臭、胃疾等。

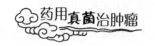

三十二、粗毛黄褐孔菌 *Xanthochrous hispidus*

【中文别名】粗毛黄孔菌、粗毛褐孔菌、粗毛纤孔菌、槐蘑。

【形态特征】子实体一年生，中等至较大，无柄，马蹄形、半圆形或垫状，开始软，多汁，干后脆。菌盖直径9~25cm，黄褐色变为锈红色，以后变黑褐色到黑色，有粗毛，无环纹，边缘钝圆。菌肉锈红色，菌管孔面始为浅黄色，渐与菌肉同色。

【生态习性】生于苹果树、核桃树、杨树、榆树、柳树等活立木树干和主枝上，引起心材腐朽。

【地区分布】主要分布于黑龙江、河北、吉林、山东、山西、陕西、云南、宁夏、新疆、西藏等地。

【抗肿瘤机理】有抗肿瘤作用，对小白鼠肉瘤S–180和艾氏癌抑制率分别为80%和70%。

【功用】可抑制肿瘤，主治糖尿病、胃病、心脑血管病、痔疮等。

三十三、茯苓 *Wolfiporia extensa*（*Poria cocos*）

【中文别名】茯菟、茯灵、茯蕶、伏苓、伏菟、松腴、不死面、松茯苓、金翁等。

【形态特征】完整的茯苓呈类球形、扁长圆形或不规则团块，外皮薄而粗糙，黑褐色，有明显皱纹及缢缩。有的中间抱着松根（茯神）。菌核球形、长圆形、卵圆形或不规则团块，表面有深褐色、多皱的皮壳。子实体平伏在菌核表面，厚 3~8mm，白色，老熟干燥后变为淡褐色。管口多角形至不规则形，直径 0.5~2mm，孔壁薄。

【地区分布】主要分布于云南、福建、安徽、河北、河南、山东、浙江、广东等地以松树为主的地区。

【抗肿瘤机理】①茯苓多糖、羧甲基茯苓多糖对小鼠肉瘤 S-180 实体型以及腹水转实体型、子宫颈癌 S14 实体型及腹水转实体型等均有不同程度的抑瘤作用。实验证明，羧甲基茯苓多糖抗肿瘤作用与胸腺有关。其对艾氏癌细胞的抑制作用则是通过抑制 DNA 合成而实现的。亦有报告指出，茯苓多糖激活局部补体，使肿瘤临近区域被激活的补体通过影响巨噬细胞、淋巴细胞或其他细胞及体液因子，协同杀伤肿瘤细胞。茯苓多糖腹腔给药，能抑制小鼠 S-180 实体瘤生长。羧甲基茯苓多糖对小鼠移植肿瘤 U14 有较强的抑制作用。②茯苓素（三萜混合物）对小鼠白血病 L-1210 细胞的 DNA 合成有明显和不可逆的抑制作用，且抑制作用随剂量的增加而加强。茯苓素对抗癌药有增效作用，与丝裂霉素合用的抑瘤（小鼠肉瘤 S-180）率为 48%（丝裂霉素单用为 35%），与放线菌素 D 合用的抑瘤率为 38.9%（放线菌素 D 单用为 19.6%），与环磷酰胺合用抑瘤率为 69%（环磷酰胺单用为 32.3%），与 5- 氟尿嘧啶合用的抑瘤率为 59.1%（5- 氟尿嘧啶单用为 38.6%）。对小鼠白血病 L-1210，单独使用环磷酰胺的生命延长率为 70%，茯苓素与环磷酰胺合用的生命延长率为 168.1%。

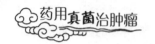

【性味功用】甘、淡，平，入心、脾、肺、肾经。抑制肿瘤，抗菌，抗病毒，利水渗湿，健脾和胃，宁心安神。主治小便不利、水肿胀满、痰饮咳逆、呕吐反胃、脾虚食少、泄泻、心悸不安、失眠健忘、遗精白浊。茯苓是一味重要的中药，传统以"闽苓""云苓""徽苓"最为著名。

三十四、木蹄层孔菌 *Fomes fomentarius*

【形态特征】子实体大至巨大，马蹄形，无柄，多呈灰色、灰褐、浅褐色至黑色，（8~50）cm×（10~64）cm，厚5~20cm。有一层厚的角质皮壳及明显环带和环梭，边缘钝。菌管锈褐色，软木栓质，多层，色层有时很明显，每层厚3~5cm。外形特征往往近似树舌灵芝。

【生态习性】多年生，生于栎树、桦树、杨树、柳树、椴树、榆树、梨树、李树、苹果树等阔叶树干上或木桩上。往往在阴湿或较黑暗环境出现棒状畸形子实体。

【地区分布】主要分布于河北、陕西、内蒙古、吉林、黑龙江、辽宁、山东、山西、江苏、浙江、湖南、湖北、西藏、海南、香港、广东、广西、云南、贵州、河南等地。

【抗肿瘤机理】①含抗癌活性多糖和色素。对小白鼠肉瘤 S-180 的抑制率达 80%。②其水煎剂（含生药 0.5mg/mL）和注射液（含生药 1mg/kg）腹腔注射，可增强小鼠腹腔巨噬细胞的吞噬功能，提高小鼠免疫力。

【性味功用】微苦，平。抗癌，消食，化瘀。治疗食管癌、胃癌等肿瘤，亦可治积食。

三十五、苦白蹄 *Fomitopsis officinalis*

【中文别名】药用拟层孔菌、药用层孔菌、落叶松茸、阿里红（新疆）。

【形态特征】子实体大型，马蹄形至近圆锥形，甚至沿树桩呈圆柱形生长。菌盖宽2~25cm，初期表面有光滑的薄皮，以后开裂变粗糙，白色至淡黄色，后期呈灰白色，有同心环带，龟裂。菌肉软，老时易碎，白色或近白色，味甚苦。菌管多层，管孔表面白色，有时边缘带乳黄色，圆形，平均每毫米3~4个。提孢子卵形，光滑，无色。

【生态习性】生于落叶松树干上，引起树干材褐色块状腐朽；也生于南松等针叶树干上。

【地区分布】主要分布于河北、山西、云南、四川、吉林、黑龙江等地。

【抗肿瘤机理】对小白鼠肉瘤 S-180 和艾氏癌的抑制率为 80%。含两种新的三萜酸化合物，目前药理作用不详。

【性味功用】甘、苦，温。抑制肿瘤，温肺消痰，降气，止咳平喘，祛风除湿，利尿。可治疗咳嗽、哮喘、肾炎、慢性风湿性关节炎、吐血、胃痛、腹痛、感冒、

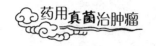

咽喉肿痛、牙周炎、尿路结石、水肿、肺结核所致盗汗、毒蛇咬伤等，尚有降血压的功效。

三十六、红缘拟层孔菌 *Fomitopsis pinicola*

【中文别名】红缘多孔菌、松生拟层孔菌、红缘树舌、红缘层孔、松生层孔、红带菌。

【形态特征】子实体很大，木质，马蹄形、半球形，甚至有的平伏而反卷。菌盖直径 2~46cm，初期边缘有红色、黄红色胶状皮壳，后期变为灰色至黑色，有宽棱带。菌肉近白色至木材色，木栓质，有环纹。管孔面白色至乳白色，圆形。孢子卵形、椭圆形，光滑，无色。

【生态习性】生于云杉、落叶松、红松、樟子松的倒木、枯立木、伐木桩及原木上，稀见于桦树等树木上。此种菌往往子实体巨大，有时近似于木蹄多孔菌等。

【地区分布】主要分布于河北、甘肃、黑龙江、新疆、山西、福建等地的针叶林区。

【抗肿瘤机理】对小白鼠肉瘤 S-180 的抑制率为70%，对艾氏癌抑制率为 80%。

【性味功用】微苦，平。抑制肿瘤，祛风除湿，抗菌，降血糖等。

三十七、桑黄 *Phellinus igniarius*

【中文别名】火木层孔菌、针层孔菌、胡孙眼、桑寄生、桑臣、树鸡等。

【形态特征】子实体无柄，菌盖扁半球形或马蹄形，2.12~3.21cm，厚1.5~10cm，木质，浅肝褐色至暗灰色或黑色，老时常龟裂，无皮壳，有同心环棱。边缘钝，深肉桂色至浅咖啡色，侧无子实层。菌管与菌肉近同色，多层，但层次不明显。孢子近球形，光滑，无色。

【生态习性】生于杨树、柳树、桦树、栎树、杜鹃、四照花等阔叶树干上，造成心材白腐。

【地区分布】主要分布于东北、华北、西北及四川、云南等地。

【抗肿瘤机理】热水提取物对小白鼠S-180肉瘤抑制率为87%，艾氏癌抑制率为80%。抗癌作用主要是通过以下方式实现：强化免疫力，诱导癌细胞自行死亡；抑制癌细胞的增殖及转移；减轻化疗和放疗的副作用；缓解癌症特有的疼痛；阻止溃疡、息肉、良性肿瘤等恶变；预防、避免肿瘤的复发。

【性味功用】微苦，寒。抑制肿瘤，利五脏，软坚，排毒，止血，活血，和胃止泻。主治淋病、崩漏带下、癥瘕积聚、脾虚泄泻、痛风、类风湿关节炎，防治慢性肝炎、肝硬化、降血糖、血脂、抗过敏。桑黄对女性月经不调等妇科疾病也有疗效，被称为"妇科圣药"。

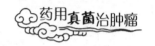

三十八、裂蹄木层孔菌 *Phellinus linteus*

【中文别名】裂蹄针层孔菌、针裂蹄、裂蹄木层孔。

【形态特征】子实体中等至较大。菌盖半圆形或马蹄形，（2~10）cm×（4~17）cm，厚1.5~7cm，深烟色至黑色，有同心纹和环棱。初期有细绒毛，后变光滑和龟裂，硬而木质化，其下侧无子实层。菌肉锈褐色或浅咖啡色，菌管同菌肉色相似。孢子黄褐色，光滑，近球形。

【生态习性】生于杨树、栎树、漆树、丁香等树木的枯立木、立木及树干上。

【地区分布】主要分布于河北、山西、吉林、黑龙江、安徽、浙江等地。

【抗肿瘤机理】①动物实验表明，其所含粗多糖对小白鼠肉瘤S-180抑制率较高，对白血病L-1210细胞的抑制率达50.5%。②可能通过抑制"AKT"酶抗击乳腺癌细胞，"AKT"酶可调控促细胞生长的"信号"。③其提取物可减慢新生癌细胞的生长速度，阻止向肿瘤提供养分的新生血管的产生。④其子实体水提物处理HepG2细胞（人肝癌细胞）后，噻唑蓝比色法可见浓度和时间依赖性，抑制细胞增殖。电镜下观察凋亡小体的出现，流式细胞仪技术显示Annexin V染色呈阳性，证明HepG2细胞发生了凋亡。

【性味功用】微苦，平。抑制肿瘤，化癥散结，止血止带，健脾止泻，消炎，抗病毒。用于治疗各种癌症，研究证实对皮肤癌、肺癌和前列腺癌有效。主治癥瘕积聚、崩漏带下、脾虚泄泻。

三十九、松针层孔菌 *Phellinus pini*

【中文别名】松木层孔菌、松白腐菌。

【形态特征】子实体多年生，木栓质，无柄。菌盖扁球形至马蹄形，直径 4~24cm，罕达 23cm×40cm，厚2.5~18.5cm，或更大。盖面初期有红褐色胶状皮壳，渐角质化而呈灰色至黑色，并有宽棱带，下侧无子实层。菌肉近白色至淡黄褐色，有环纹，木栓质至木质。菌管多层，每层厚 3~5mm，淡黄色，管口白色至乳白色。孢子卵圆形或椭圆形，无色。

【生态习性】生于松树、云杉、冷杉、铁杉及落叶松等针叶树的树干或朽木上。

【地区分布】分布广泛，主要分布于内蒙古、山西、四川等地。

【抗肿瘤机理】①子实体含齿孔酸等活性物质，对小白鼠肉瘤 S-180 及艾氏癌均有较高的抑制率，这意味着松针层孔菌具有优良的抗肿瘤功效。②从子实体中提取分离到一种水溶性多糖组分 PS1，能提高正常和免疫低下小鼠的巨噬细胞吞噬能力。此外，PS1 能显著促进脾细胞体外增殖能力，显著提高机体免疫能力。

【功用】抑制肿瘤，调节免疫力。用于食道癌、胃癌、结肠癌、肺癌、乳腺癌、子宫癌等各种癌症，

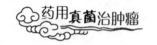

可改善症状，如增加食欲和体重、减轻疼痛，有时可见肿瘤缩小、胸腹水减少。可明显提高肿瘤患者的免疫功能，延长其生存期，明显改善生存质量。

四十、树舌灵芝 *Ganoderma applanatum*

【中文别名】扁芝、舌扁灵芝、梨芝、扁蕈、老母菌、枫树菌、枫树芝、柏树菌、扁木灵芝、老牛肝、皂角菌、赤色老木菌、白斑腐菌、木灵芝、树耳朵等。

【形态特征】子实体大型或特大型，无柄或几乎无柄。菌盖半圆形、扁半球形或扁平，基部常下延，直径 5~50cm，厚 1~12cm，表面灰色，渐变褐色，有同心环纹棱，有时有瘤，皮壳胶角质，边缘较薄。菌肉浅栗色，菌孔圆形。

【生态习性】生于杨树、桦树、柳树、栎树等阔叶树的枯立木、倒木和伐桩上。

【地区分布】主要分布于河北、山西、山东、黑龙江、吉林、江苏等地。

【抗肿瘤机理】树舌灵芝具有广泛的药理活性，包括调节机体免疫功能、抗肿瘤等。其抗肿瘤作用来自于其增强人体免疫力功能：①树舌多糖以 500 μg/mL 剂量最佳，可协同刀豆素 A 激活小鼠 T 淋巴细胞增殖。小鼠每日腹部皮下注射树舌多糖 20mg/kg，连续 10 天，可明显增强 T 淋巴细胞对刀豆素 A 的反应性，小鼠脾细胞产生 γ−干扰素能力明显增强。②口服或腹腔注射树舌多糖制剂可增强对蛋白质抗原的迟发性过敏反应，增强 T 淋巴细胞对 IgG 抗体应答的记忆功能，树舌多糖增强迟发性过敏反应可能是通过激活非特异性增强 T 淋巴细胞所致。

【性味功用】微苦，平。抗肿瘤，用于食道癌、鼻咽癌等的治疗。保肝、护肝，消炎，抗病毒，降血糖，调节血压。

四十一、狭长孢灵芝 *Ganoderma boninense*

【中文别名】乌灵芝。

【形态特征】子实体中等大，无柄或柄短粗，木栓质至木质。菌盖略呈圆形，表面暗紫色，直径 5cm×9.5cm，厚约 1.2cm，有细密清楚的同心环纹和放射状皱，具漆样光泽，边缘钝。菌肉上层呈褐色，接近菌管处呈深褐色。

【生态习性】腐木上一年生。

【地区分布】主要分布于广东、海南等地。

【抗肿瘤机理】实验研究表明，对小白鼠 S-180 肉瘤及艾氏癌均有较高的抑制率。

【功用】抑制肿瘤。

四十二、灵芝 *Ganoderma lucidum*

【中文别名】赤芝、灵芝草、菌灵芝、木灵芝、三秀、茵、芝、瑞草、铁菌、三秀等。

【形态特征】子实体中等至较大或更大。菌盖半圆

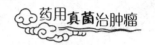

形，肾形或近圆形，木栓质，宽 5~15cm，厚 0.8~1cm，红褐色并有油漆光泽。菌盖上具有环状棱纹和辐射状皱纹，边缘薄，往往内卷。菌肉白色至淡褐色，管孔面初期白色，后期变浅褐色、褐色，平均每毫米 3~5 个。柄侧生，或偶偏生，长 3~15cm，粗 1~3cm，紫褐色，有光泽。孢子褐色，卵形。

【生态习性】生于阔叶树伐木桩旁。

【地区分布】主要分布于江西、湖北、湖南、海南、广西、四川、陕西、贵州等地。

【抗肿瘤机理】①研究表明，赤芝所含灵芝三萜对癌细胞有抑制作用，可以有效抑制脾原生肿瘤和肝转移瘤。②机体免疫功能低下或失调是肿瘤发生并转移的重要原因，灵芝是最佳的免疫功能调节和激活剂，可显著提高机体的免疫功能，从而增强机体的抗癌能力。灵芝可通过多个途径提高人体免疫防御能力，发挥抗癌作用：促进白介素 -2 的生成；促进单核细胞、巨噬细胞的吞噬功能；提升人体的造血能力尤其是白细胞的指标水平。③灵芝对人体几乎没有任何毒副作用，这种无毒性免疫激活剂的优点，恰恰是许多肿瘤化疗药物和其他免疫促进剂都不具有的。因此，灵芝成为抗肿瘤、肿瘤预防以及肿瘤辅助治疗的优选药物。

【性味功用】甘，平，入肺、心、脾经。抑制肿瘤，益气血，安心神，健脾胃。主治虚劳、冠心病、矽肺病、慢性支气管炎、支气管哮喘、白细胞减少症、心律失常、急性病毒性肝炎、神经衰弱、风湿性关节炎、类风湿关节炎、糖尿病等。有抗过敏作用。

四十三、白鬼笔 *Phallus impudicus*

【中文别名】鬼笔、鬼笔菌、竹下菌、竹菌、无裙荪。

【形态特征】子实体中等或较大，高 16~17cm，基部有苞状、厚而有弹性的白色菌托。菌盖钟形，有深网格，高 4~5cm，宽 3.5~4cm，成熟后顶平，有穿孔，生有暗绿色的黏而臭的孢子液。根茎呈结节状不规则圆柱形，直径 1.4~4.2cm，有分枝；表面灰棕色，有纵皱，弯曲处常有密集的横皱纹，皮孔横长，微突起而色淡。根圆柱形，多扭曲，直径 0.3~1.5cm；表面灰褐色或黑褐色，皱纹明显，皮较薄，剥落处呈灰黄色。质硬，断面黄白色，纤维性。

【生态习性】夏秋两季雨后，产生在林内地上。

【地区分布】主要分布于山西、山东、安徽、云南、广东等地。

【抗肿瘤机理】含有抗肿瘤成分，子实体含麦甾醇、糖醛酸聚糖、甲醛、乙醛、苯乙醛、苯基巴豆油醛、甲基硫醇、硫化氢、二氢查尔酮、苯乙酸、乙酸、丙酸。

【性味功用】甘、淡、温。抑制肿瘤，祛风除湿，活血止痛，主治风湿痛。可食用，但需把菌盖和菌托去掉，可煎汁作为食品短期的防腐剂。

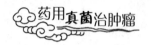

四十四、梨形马勃 *Lycoperdon pyriforme*

【中文别名】梨形灰包。

【形态特征】子实体小，高 2~35cm，梨形至近球形，不孕基部发达，由白色菌丝束固定于基物上。初期包被色淡，后呈茶褐色至浅烟色，外包被形成微细颗粒状小疣。

【生态习性】夏秋季生长在林中地上或枝物或腐熟木桩基部，丛生、散生或密集群生。

【地区分布】主要分布于河北、山西、内蒙古、黑龙江、吉林、安徽、香港、台湾、广西、陕西、甘肃、青海、新疆、四川、西藏、云南等地。

【抗肿瘤机理】含有抗肿瘤物质，对小白鼠肉瘤 S-180 和艾氏癌均有较高的抑制率。

【功用】抑制肿瘤，消炎，治疗外伤出血。

第四节　野生真菌的选用

采用药用真菌治疗时，选择野生真菌是必要的。作为道地药材，野生真菌在适宜环境下生长，遗传性状往往完好地保留着，其中的有效药理成分发生变化或丢失的几率小。从而，野生真菌往往具有更好的功效和更高的药用价值。人工培育的真菌往往存在品种退化问题，质量下降，其有效成分的含量及活性难免大打折扣。以灵芝为例，目前许多人工栽培生产的灵芝及孢子粉（油）出现质量下降，原因就是菌种存在退化问题，而孢子粉又是灵芝的产物。野生灵芝通过担孢子来繁殖，灵芝孢子有四种性别：a1、a2、b1、b2，只有 a、b 两类不同性别的孢子交配才能长出子实体，这是大自然优胜劣汰规律的体现。有许多人工栽培的灵芝，采用的是无性繁殖方式，即通过菌丝体的分裂来培植菌种，其间通过多次将菌丝体分割，以培育更多的菌种。这样的培植方式，由于不需要交配过程，一代代的无性繁殖下去，就像人类近亲结婚一样，会导致菌种的退化。

野生真菌本身又分成不同的等级。除品种因素之外，野生真菌的质量与品质还依赖于生长期、环境的温度、湿度等多种因素，生长期越长，有效成分越高。野生赤芝子实体的生长期约 1 年，平盖灵芝等品种的生长期更长，原始森林中常有几十年、上百年的平盖灵芝出现。但有些人工栽培的灵芝采用大量化肥农药栽培，从出芝到成熟只需 30 天，用椴木栽培也仅仅 3 个月左右，这就有可能导致人工栽培灵芝及孢子粉（油）的有效成分出现累计量低的情况，无法达到理想的疗效。表 1 是天然野生灵芝药理成分及含量，可见野生灵芝所含成分的种类和配合比例堪称完美，药用价值高。野生灵芝的突出特点是生长期长、药理活性非常强烈，且无污染。其他野生药用真菌也是如此。

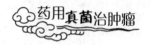

表1　天然野生灵芝药理成分及含量

药理成分	含量
有机锗	800 ~ 2000ppm
有机硒	1500 ~ 4000ppm
多糖	2.3%
灵芝酸	15
总三萜	100 多个种类
腺苷	25 个总类
微量元素	完全配合
其他成分	150 多种
农药残留	无

注：摘自陈康林．野生灵芝开启生命之门．北京：中医古籍出版社，2005。

药用真菌的抗肿瘤应用

　　药用真菌抗肿瘤应采用辨证综合治疗，以中医辨证论治为基础，以药用真菌现代研究成果为依托，以营养价值和药效较高的道地野生真菌为原料，针对不同个体配制个性化真菌配方，作为疾病的治疗或辅助治疗手段。

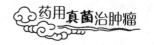

第一节 药用真菌抗肿瘤辨证
综合治疗

中医认为，正邪相争始终贯穿于恶性肿瘤的发生、发展、复发、转移及并发症出现的全过程。也就是说，人之所以患癌症，与其内在正气不足，邪毒留聚而不能驱除，脏腑功能虚衰，不能有效抑制、杀灭癌细胞有着密切关系。因此，在人的一生中，必须随时注意提高自身的免疫力，使自己远离肿瘤疾病。如果已经患病，那么就必须在扶正、祛邪等方面下功夫。实际上，当前普遍运用的有效治疗癌症的主要策略有两大类：一是应用祛邪方法（治）直接杀灭癌细胞。二是应用扶正手段（扶），通过提高机体免疫力和机能状态，从而有效抑制癌细胞的发展。在扶正过程中，调整心理状态、保持乐观情绪具有举足轻重的作用。但这还不够，还必须防止肿瘤的转移和复发（防），尤其在手术根治及放疗、化疗之后，这个问题显得相当突出。药用真菌在防止肿瘤转移和复发方面具有良好的效果。

野生药用真菌抗肿瘤辨证综合治疗，是在中医辨证与辨病、扶正与祛邪的基础上，又充分考虑局部与整体的关系，将预防与治疗结合起来，重视临床经验的积累。这样，就能够有效利用野生药用真菌复方配伍的作用，将药用真菌治肿瘤的范围扩大到"治未病"，也在预防肿瘤发生方面发挥作用。当然，在上述原则的基础上。要保证治疗效果，还必须按照患者具体的个人情况有针对性地处方。因为科学治疗是根据循证医学研究所提供的证据，依据肿瘤的部位、类型、分期、病理性质，兼顾患者的体质、心理和经济条件等来确定有效的治疗方法，合理地优化组合现有的各种有效治疗手段，尽可能选择疗效相对确凿、损伤相对较少、经济代价相对合理的综合治疗方案。

一般而言，在肿瘤早期，患者邪气盛、正气未衰，治疗常以祛邪为主，但祛邪不能伤正；在肿瘤中期，患者正邪交争较甚，多以扶正与祛邪并用，遵循攻补兼施的原则；在肿瘤晚期，患者正气多已虚衰较甚，癌毒虽仍亢盛，但机体不任攻伐，治疗以大力扶助正气为主，待正气提升后，再以祛邪治疗。对于早、中期患者，在进行手术、化疗、放疗的同时使用药用真菌扶正、祛邪治疗，可以取得更好的治疗效果。对于晚期患者，可以"与狼共舞"，即在一定程度上抑制肿瘤病灶的发展，又不至于对患者的正常生理功能带来太多的损伤。虽然肿瘤未能完全消失，但患者还是能够在保证生活质量的基础上维持生命。

近10年来，我们通过药用真菌辨证综合治疗肿瘤的探索研究体会到：在"未成形"之癌的辨证治疗、肿瘤根治后的复发防范、减轻放疗和化疗的毒副作用，以及手术后抗生素的失效和耐药性问题、老年和难治性肿瘤治疗、与癌共处、带瘤生存等方面，药用真菌可能有其更广泛的用武之地，而药用真菌复方的治疗效果又远

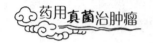

胜过单方。每一个药用真菌配方，均应按"理法方药"原则进行科学配比，由不同比例的不同药用真菌组合而成。因此，就有了"千菌方"抗肿瘤治疗的理念和实践。根据不同患者的不同证候，依据辨证施治的原则，针对性地组合个性化的真菌配方，作为治疗或辅助治疗手段。尤其在对肿瘤的防治方面，注重扶正固本的思维理念。同时以真菌类专家、中医药专家、营养学家等专业人员的综合研究成果为指导，保证药用真菌配伍方案的科学性。而野生药用真菌原材料则经过多年的筛选比对研究，选择营养价值和药效较高的道地野生原材，并以科学系统的理论为指导，根据不同菌种选择不同的采集时间，充分发挥其药用价值。

第二节　手术、放化疗期间药用真菌治疗方案举例

放化疗治疗肿瘤，在杀死癌细胞的同时，也会将正常细胞杀死，导致胃肠功能紊乱、骨髓抑制等毒副反应。据研究，在放疗、化疗中残留的癌细胞更具有坚强的生长特性，一旦具备了合适的环境，它就会比自然生长快200倍的速度生长，并进入血液而转移复发。因此，对于进行放疗、化疗的患者，应最大限度地消除放化疗的毒副作用，这时可选择药用真菌疗法进行辅助治疗。合理地运用药用真菌进行治疗，既可在治疗中减毒增效，

又可保护正常免疫功能，还可在一定程度上解决化疗药物的耐药性问题。

当然，早期癌症患者，由于肿瘤局限于身体的某个部位，肿瘤体积小且尚未形成向周围组织的浸润或远处转移，患者重要脏器的功能和体质状况基本正常。对于这部分患者，短期内应用较为剧烈的攻击疗法以期彻底杀灭肿瘤细胞是可行的。而在同时及此后进行一段时间的"扶""防""治"药用真菌治疗，既清除癌细胞，又可使身体在短期内最大限度地从创伤中恢复过来，最终获得完全的康复。因此，对于早期肿瘤，一般应选择西医手术、放疗、化疗等与药用真菌治疗相结合，进行综合治疗，达到祛邪与扶正并举，防止肿瘤复发与转移的目的。

以下是针对不同肿瘤病患所采用的药用真菌复方配伍治疗方案举例，实际应用时，均应针对患者的具体情况组方。并以鉴别、选择野生真菌为佳。还要注意形态相似真菌之间的专业鉴别，如桑黄和松针层孔菌很相像，应避免因误食形态相似真菌而引起不良后果。此外，保证所用真菌是真品、避免假次品也很重要。

一、肺癌个例方

★ 3 个月 1 个疗程，一般 1~2 个疗程。

★配方：松针层孔菌 10g，桑黄 10g，裂蹄木层孔菌 20g，桦褶孔菌 20g，灵芝 10g，云芝 20g，马勃

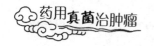
10g，东方栓孔菌 10g，猪苓 20g，毛蜂窝菌 10g，绿栓孔菌 10g。每天水煎服 3~4 次。

【案例举隅】

张某，男，45 岁。2007 年 3 月初确诊为肺癌。于 3 月 20 日进行手术。术后出现胸水，身体极度虚弱，厌食，乏力，伤口疼痛、发炎、愈合缓慢，因伤口疼痛导致睡眠极差。术后 2 周患者体重已减轻 5 公斤。为了改善身体状况，患者开始配合药用真菌治疗。以上方为基础方，并根据患者的症状，进行适当加减。服用 10 天后，患者便有了食欲，睡眠亦得到改善，伤口疼痛逐渐减退。术后 1 个月，患者胸水消失，伤口亦完全愈合。出院后，患者除定期复查外，每年服用 1 ~ 2 个月的药用真菌抗肿瘤康复配方，身体状况一直很好，至今未复发。

二、肝癌个例方

★ 3 个月 1 个疗程，一般 1~2 个疗程。

★配方：松针层孔菌 20g，赤芝 10g，竹黄 10g，树舌灵芝 10g，东方栓孔菌 10g，云芝 20g，苦白蹄 2.5g，马勃 10g，硫黄菌 10g，木蹄层孔菌 10g，白边层孔菌 10g。每天水煎服 3~4 次。

三、胃癌个例方

★ 3 个月 1 个疗程，一般 1~2 个疗程。

★配方：裂蹄木层孔菌 20g，桦褐孔菌 20g，赤芝

10g，薄皮纤孔菌 10g，云芝 10g，松针层孔菌 10g，马勃 10g，茯苓 10g，东方栓孔菌 10g，白边层孔菌 10g。每天水煎服 3~4 次。

四、白血病个例方

★ 3 个月 1 个疗程，一般 1~2 个疗程。

★配方：红缘拟层孔菌 10g，松针层孔菌 20g，树舌灵芝 10g，猪苓 10g，竹黄 10g，木蹄层孔菌 10g，柱状田头菇 10g，桑黄 10g，东方栓孔菌 10g，桦褶孔菌 20g，云芝 20g，苦白蹄 5g，榆生拟层孔菌 10g，紫丁香蘑 10g，金顶侧耳 10g，皱盖假芝 10g，白边层孔菌 10g。每天水煎服 3~4 次。

五、乳腺癌个例方

★ 3 个月 1 个疗程，一般 1~2 个疗程。

★配方：薄皮纤孔菌 10g，云芝 20g，桑黄 10g，木蹄层孔菌 20g，赤芝 10g，松针层孔菌 20g，东方栓孔菌 10g，茯苓 10g，马勃 10g，硫黄菌 10g，苦白蹄 5g，树舌灵芝 10g，白边层孔菌 10g。每天水煎服 3~4 次。

六、胰腺癌个例方

★ 3 个月 1 个疗程，一般 1~2 个疗程。

★配方：树舌灵芝 10g，木蹄层孔菌 10g，松针层孔菌 20g，橙黄鹅膏菌 5g，桦褶孔菌 20g，桑黄 10g，

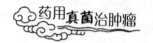

云芝 10g，茯苓 10g，东方栓孔菌 10g，马勃 10g，薄皮纤孔菌 10g，苦白蹄 2.5g，白边层孔菌 10g，肉球菌 5g。每天水煎服 3~4 次。

七、直肠癌个例方

★ 3 个月 1 个疗程，一般 1~2 个疗程。

★ 配方：猪苓 20g，松针层孔菌 20g，赤芝 10g，马勃 10g，桑黄 10g，东方栓孔菌 10g，云芝 10g，茯苓 10g，苦白蹄 2.5g，薄皮纤孔菌 10g，白边层孔菌 10g。每天水煎服 3~4 次。

八、鼻咽癌个例方（放疗、化疗期间）

★ 3 个月 1 个疗程，一般 1~2 个疗程。

★ 配方：红缘拟层孔菌 10g，松针层孔菌 20g，薄皮纤孔菌 10g，干朽菌 10g，香菇 10g，桦褶孔菌 10g，云芝 10g，木蹄层孔菌 10g，马勃 10g，树舌灵芝 20g，白边层孔菌 10g，紫丁香蘑 10g。每天水煎服 3~4 次。

九、皮肤癌个例方

★ 3 个月 1 个疗程，一般 2~3 个疗程。

★ 配方：松针层孔菌 20g，树舌灵芝 10g，桦褶孔菌 10g，云芝 10g，木蹄层孔菌 10g，粗毛黄褐孔菌 10g，白边层孔菌 10g，薄树芝 10g，淡黄色木层孔菌 10g。每天水煎服 3~4 次。

十、肾癌个例方

★ 3 个月 1 个疗程，一般 1~2 个疗程。

★ 配方：桑黄 20g，红缘拟层孔菌 10g，赤芝 10g，茯苓 10g，粗毛黄褐孔菌 10g，东方栓孔菌 10g，竹黄 10g，松针层孔菌 10g，马勃 10g，松萝 10g，柏树火焰层孔菌 10g，白边层孔菌 10g。每天水煎服 3~4 次。

十一、前列腺癌个例方

★ 3 个月 1 个疗程，一般 2~3 个疗程。

★ 配方：桑黄 20g，树舌灵芝 10g，赤芝 10g，薄皮纤孔菌 10g，东方栓孔菌 10g，松针层孔菌 10g，假芝 10g，茯苓 10g，苦白蹄 5g，猪苓 10g，皱盖云芝 10g。每天水煎服 3~4 次。

十二、淋巴瘤个例方

★ 3 个月 1 个疗程，一般 1~2 个疗程。

★ 配方：桑黄 10g，木蹄层孔菌 10g，松针层孔菌 20g，桦褐孔菌 20g，薄皮纤孔菌 10g，东方栓孔菌 10g，粗毛黄褐孔菌 10g，马勃 10g，茯苓 10g，猪苓 10g，白边层孔菌 10g。每天水煎服 3~4 次。

十三、甲状腺癌个例方

★ 3 个月 1 个疗程，一般 1~2 个疗程。

★ 配方：木蹄层孔菌 10g，桦褐孔菌 20g，猪苓

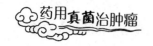

10g，灵芝 10g，薄皮纤孔菌 10g，硫黄菌 10g。每天水煎服 3~4 次。

十四、骨肿瘤个例方

★ 3 个月 1 个疗程，一般 1~2 个疗程。

★ 配方：薄皮纤孔菌 10g，木蹄层孔菌 10g，松针层孔菌 20g，粗毛黄褐孔菌 10g，桦褶孔菌 20g，云芝 10g，硫黄菌 10g，马勃 10g，东方栓孔菌 10g，竹黄 10g，易变多孔菌 10g，豹斑鹅膏菌 5g，硬皮壳层孔菌 10g。每天水煎服 3~4 次。

第三节 康复期或晚期药用真菌治疗方案举例

肿瘤患者术后或放化疗后需要相当长的时间康复，这也是影响肿瘤患者预后的关键环节，必须引起高度重视。而对于老年人罹患肿瘤或身体不堪手术、放疗、化疗者，或是肿瘤晚期无法手术者，临床多采取保守治疗。此时应以扶正培本为主，调节脏腑功能，激活免疫功能，促进机体功能恢复，抑制和阻滞肿瘤细胞发展。同时应根据病理类型及恶性程度的不同，对症治疗，可以缓解症状，提高生存质量，并为可持续治疗创造条件。这时可选择药用真菌进行治疗。

真菌复方配伍治疗应根据患者的具体情况组方，并选用野生真菌，注意相似真菌的专业鉴别，保证使用真品。

一、肺癌个例方（晚期不能进行手术）

★ 3 个月 1 个疗程，一般 2~3 个疗程。

★ 配方：松针层孔菌 10g，桑黄 10g，裂蹄木层孔菌 20g，桦褶孔菌 20g，灵芝 10g，东方栓孔菌 10g，云芝 20g，竹黄 10g，猪苓 20g，粗毛黄褐孔菌 10g，茯苓 20g，白边层孔菌 10g，苦白蹄 2.5g，绿栓孔菌 10g。每天水煎服 3~4 次。

二、胃癌个例方（晚期不能进行手术）

★ 3 个月 1 个疗程，一般 2~3 个疗程。

★ 配方：松针层孔菌 10g，裂蹄木层孔菌 20g，桦褶孔菌 20g，赤芝 10g，薄皮纤孔菌 10g，云芝 10g，茯苓 10g，苦白蹄 5g，白边层孔菌 10g。每天水煎服 3~4 次。

三、肝癌个例方（晚期不能进行手术）

★ 3 个月 1 个疗程，一般 2~3 个疗程。

★ 配方：桑黄 10g，松针层孔菌 20g，东方栓孔菌 20g，赤芝 10g，树舌灵芝 10g，马勃 10g，茯苓 20g，云芝 20g，白边层孔菌 10g，竹黄 10g，苦白蹄 2.5g，蝉花 10g。每天水煎服 3~4 次。

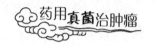

四、肝癌个例方（康复期）

★ 3个月1个疗程，一般3~4个疗程。

★ 配方：松针层孔菌10g，平盖灵芝10g，赤芝10g，云芝10g，树舌灵芝20g。每天水煎服3~4次。

五、乳腺癌个例方（晚期不能进行手术）

★ 3个月1个疗程，一般2~3个疗程。

★ 配方：薄皮纤孔菌10g，云芝20g，桑黄10g，木蹄层孔菌20g，松针层孔菌20g，东方栓孔菌10g，赤芝10g，茯苓10g，竹黄10g，硫黄菌10g，马勃10g，白边层孔菌10g。每天水煎服3~4次。

六、宫颈癌个例方（晚期不能进行手术）

★ 3个月1个疗程，一般2~3个疗程。

★ 配方：松针层孔菌20g，云芝20g，桑黄20g，裂蹄木层孔菌10g，东方栓孔菌10g，裂褶菌5g，硫黄菌10g，赤芝10g，茯苓20g，竹黄10g，猪苓10g，灰树花10g，木蹄层孔菌20g。每天水煎服3~4次。

七、宫颈癌个例方（康复期）

★ 3个月1个疗程，一般2~3个疗程。

★ 配方：松针层孔菌10g，云芝10g，桑黄10g，赤芝10g，茯苓10g，木蹄层孔菌10g。每天水煎服3~4次。

八、胰腺癌个例方（晚期不能进行手术）

★ 3 个月 1 个疗程，一般 2~3 个疗程。

★配方：树舌灵芝 10g，木蹄层孔菌 10g，松针层孔菌 20g，桦褐孔菌 20g，桑黄 10g，云芝 10g，茯苓 10g，薄皮纤孔菌 10g，竹黄 10g，苦白蹄 2.5g，白边层孔菌 10g，橙黄鹅膏菌 5g。每天水煎服 3~4 次。

九、肾癌个例方（晚期不能进行手术）

★ 3 个月 1 个疗程，一般 2~3 个疗程。

★配方：桑黄 20g，松针层孔菌 10g，赤芝 10g，粗毛黄褐孔菌 10g，云芝 10g，茯苓 10g，柏树火焰层孔菌 10g，白耙齿菌 10g，竹黄 10g。每天水煎服 3~4 次。

十、前列腺癌个例方（晚期不能进行手术）

★ 3 个月 1 个疗程，一般 2~3 个疗程。

★配方：桑黄 20g，树舌灵芝 10g，赤芝 10g，薄皮纤孔菌 10g，东方孔栓菌 10g，松针层孔菌 10g，云芝 10g，茯苓 10g，竹黄 10g，猪苓 10g。每天水煎服 3~4 次。

十一、前列腺癌个例方（康复期）

★ 3 个月 1 个疗程，一般 3~4 个疗程。

★配方：桑黄 10g，树舌灵芝 10g，松针层孔菌 10g，赤芝 10g，云芝 10g，茯苓 10g，猪苓 10g。每天

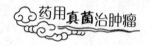

水煎服3~4次。

十二、食道癌个例方（晚期不能进行手术）

★ 3个月1个疗程，一般2~3个疗程。

★ 配方：桦褶孔菌20g，东方孔栓菌10g，平盖灵芝20g，赤芝10g，薄皮纤孔菌10g，粗毛黄褐孔菌10g，马勃10g，云芝20g，苦白蹄2.5g，竹黄10g，木蹄层孔菌10g，松针层孔菌10g，白边层孔菌10g。每天水煎服3~4次。

十三、直肠癌个例方（晚期不能进行手术）

★ 3个月1个疗程，一般2~3个疗程。

★ 配方：猪苓20g，松针层孔菌20g，赤芝10g，桑黄10g，东方孔栓菌10g，云芝10g，茯苓10g，马勃10g，苦白蹄5g，薄皮纤孔菌10g。每天水煎服3~4次。

十四、直肠癌个例方（康复期）

★ 3个月1个疗程，一般3~4个疗程。

★ 配方：猪苓10g，松针层孔菌10g，赤芝10g，云芝10g，茯苓10g，苦白蹄5g。每天水煎服3~4次。

十五、淋巴瘤个例方（晚期不能进行手术）

★ 3个月1个疗程，一般2~3个疗程。

★ 配方：桑黄10g，木蹄层孔菌10g，松针层孔菌

20g，桦褐孔菌 20g，薄皮纤孔菌 10g，粗毛黄褐孔菌 10g，茯苓 10g，竹黄 10g，猪苓 10g，硫黄菌 10g。每天水煎服 3~4 次。

十六、膀胱癌个例方（晚期不能进行手术）

★ 3 个月 1 个疗程，一般 2~3 个疗程。

★ 配方：桑黄 20g，红缘拟层孔菌 10g，赤芝 10g，云芝 10g，茯苓 10g，干朽菌 10g，竹黄 10g，薄皮纤孔菌 10g，白边层孔菌 10g。每天水煎服 3~4 次。

十七、膀胱癌个例方（康复期）

★ 3 个月 1 个疗程，一般 3~4 个疗程。

★ 配方：桑黄 10g，红缘拟层孔菌 10g，赤芝 10g，云芝 10g，干朽菌 10g，薄皮纤孔菌 10g，粗毛黄褐孔菌 10g，茯苓 10g。每天水煎服 3~4 次。

第五章

药用真菌抗肿瘤治疗展望

肿瘤的多学科综合治疗已被认可，中西医结合治疗肿瘤已成为重要的治疗模式。将药用真菌配方融入肿瘤术后、放化疗期间或晚期、康复期的各个阶段，可提高疗效，减少不良反应，提高生活质量，具有光明的前景。

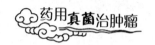

近 30 年来，恶性肿瘤的多学科综合治疗逐渐被国内外学者所认同。采用单一手段来治疗恶性肿瘤的时代也许已经成为历史。

第一节　肿瘤多学科综合治疗趋势

自 20 世纪 80 年代开始，随着医学模式由生物医学模式向生物－心理－社会模式转变，恶性肿瘤的治疗方式、方法也出现了深刻的变化，国内外医学界都认识到单一的治疗手段如手术、化疗或放疗，对恶性肿瘤的治疗均显不足，效果不够理想，综合应用手术、化疗、放疗、生物治疗和中医药治疗等手段、方法，才有可能更好地控制或消除肿瘤。由此产生了肿瘤多学科综合治疗的新理念，成为目前恶性肿瘤临床治疗研究的发展趋势。在恶性肿瘤的临床治疗中，中医药的作用已被国内大多数专家所接受，并已达成共识：中医药治疗可有效提高放化疗的疗效，减轻放化疗的毒副反应，提高生存质量，延长生存期。

目前我国的恶性肿瘤多学科综合治疗模式，应当包括西医综合治疗与中医综合治疗在内。我国西医学与中医学并存的医学体制，更有利于两种不同医学体系在恶性肿瘤多学科综合治疗中取长补短、相互结合，提高疗效。

一、西医多学科综合治疗

1. 比较局限的肿瘤先手术，然后根据手术情况加用放疗或化疗。

2. 发现较晚或有区域性转移可先做化疗或放疗，然后再行手术。

3. 易早期出现远处转移的肿瘤先行化疗，必要时可在化疗后施行手术。

4. 对于化疗与放疗的次序安排，多数专家主张先化疗，或化疗与放疗同时进行。因放疗后出现血管纤维化，可引起血管闭塞使化疗药物难以发挥作用。

5. 生物治疗：尚无资料证明生物疗法单用可治愈晚期肿瘤。但可作为辅助性治疗，提高放化疗的治愈率，减少毒副反应。

二、中西医结合多学科综合治疗

1. 在肿瘤术前、术后，放疗、化疗的同时，以及放化疗结束后，均应当采取中医药（包括药用真菌）治疗。不仅可以提高手术的成功率，还可以减轻放化疗的副反应，并对放化疗有增效作用。

2. 对于能够口服药物的肿瘤患者应以中医辨证施治、口服中药（包括药用真菌）治疗为主，同时配合针灸治疗、中药外用或中药注射给药治疗。

3. 对于难以口服药物的肿瘤患者，以针灸治疗为

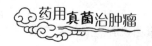

主，同时配合中药外用或中药注射给药治疗。

4. 对于难以进行手术治疗和放化疗的肿瘤患者，中医（包括药用真菌）多学科综合治疗是主要治疗措施。

5. 药用真菌可与其他中药组成复方，亦可单独组方或者单味用于肿瘤的治疗，并可提取有效成分制成针剂用于肿瘤患者注射给药治疗。

肿瘤的综合治疗需要各学科的参与，中西医结合多学科综合治疗成为目前国内临床治疗的模式和发展方向。进一步促进不同学科间的交流，增进对不同学科的了解，可以对肿瘤学知识有一个较为全面的认识，力求保障最佳治疗方案的实施，以获得高水平的医疗质量和治疗效果。

第二节　药用真菌抗肿瘤的光明前景

药用真菌的抗肿瘤药效作用已引起医学界的关注，已有的文献和研究资料提示药用真菌在抗肿瘤作用方面可能具有广阔的应用前景。目前，在对药用真菌类群进行了较深入筛选研究的基础上，经研制成功投产、并临床用于肿瘤康复治疗的真菌制剂产品已有10余种。例如，槐耳菌质（药材）和槐耳颗粒的研究，经过药理和临床试验，证实对肝癌有较好的疗效，并进一步应用于肺癌、乳腺癌、胃癌、肠癌等的临床治疗。

实验研究还证实，槐耳与黄芪配合应用可提高免疫功能，增强免疫调节作用，有可能更有利于恶性肿瘤的治疗。

需要指出的是，近年来对海洋真菌的抗肿瘤活性物质的研究受到关注。海洋真菌是海洋微生物中的一大类，可分为两类，一类真菌只能生活在含有一定盐度的水中（海水或人工海水），另一类真菌可以在淡水或海水中生存。近年来，人们从不同种属的海洋真菌中发现了许多抗肿瘤活性物质，大多具有结构新颖、作用独特的特点。自1945年从海洋真菌顶头孢霉中发现具有生物活性的化合物头孢菌素C以来，经历了近30年的时间才开始了海洋真菌的系统研究。海洋真菌为了在充满竞争的海洋环境中生存，依靠其产生的次级代谢产物建立化学防御系统，避免自身受到攻击。到2010年中期，已从海洋真菌中分离出1000多种新化合物。研究表明，从海洋真菌中分离的化合物中有超过67%的化合物具有细胞毒性，且大部分化合物用于研究其抑制肿瘤细胞生长及治疗癌症等方面。近年来，一些研究人员以海洋真菌为材料，对其提取物的抗氧化和抗肿瘤活性进行了研究，并从中分离出一些具有较好的抗氧化、抗肿瘤作用的化合物，这表明海洋真菌是寻找生物活性物质的理想材料。

我国古代医家在2000年前就将真菌类中药用于肿瘤的治疗，时至今日药用真菌的抗肿瘤作用越来越多地

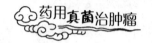

被人们所认识。随着药用真菌越来越多地用于肿瘤的治疗，我们能够有更多的机会和可能得到药用真菌治疗肿瘤效果的临床资料，为今后的研究打下基础，能够为恶性肿瘤的康复带来更多的希望。

主要参考文献

1. 郝希山，魏于全．肿瘤学．北京：人民卫生出版社，2010

2. 张文彭，张寅．肿瘤病人康复手册．第2版．北京：人民卫生出版社，2012

3. 陈康林．被遗忘的灵丹妙药——野生药用真菌．北京：中医古籍出版社，2011

4. 马继兴．神农本草经辑注．北京：人民卫生出版社，2013

5. 唐·甄权．尚志钧辑释．药性论、药性趋向分类论（辑释本、合刊本）．合肥：安徽科学技术出版社，2006

6. 杨伯峻．列子集释．第2版．北京：中华书局，2013

7. 中国科学院四川分院中医中药研究所．四川中药志．成都：四川人民出版社，1979

8. 陈康林．野生灵芝开启生命之门．北京：中医古籍出版社，2007

9. 陈康林．肝脏疾病治疗的革命．北京：中医古籍出版社，2008

10. 卯晓岚．中国蕈菌．北京：科学出版社，2009

11. 吴兴亮，卯晓岚，等．中国药用真菌．北京：科学出版社，2013

12. 陈康林．野生灵芝——国药之王．北京：中国科学技术出版社，2005

13. 陈康林，卯晓岚，黄明达．中国抗肿瘤大型药用真菌图鉴．北京：科学出版社，2013

14. 陈康林．肿瘤治疗的革命．北京：中医古籍出版社，2008

15. 陈康林．野生灵芝——点燃生命之光．北京：中国科学技术出

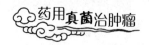

版社，2004

16. 李军茹，陈学习，赵文竹.中医肿瘤学发展历程初探.辽宁中医杂志，2005，32（3）：191

17. 郑琪，南克俊，郑怀林.希波克拉底对肿瘤的认识.中华医史杂志，2010，40（4）：234

18. 吴菲，林国桢，张晋昕.我国恶性肿瘤发病现状及趋势.中国肿瘤，2012，21（2）：81

19. 石远凯，孙燕.肿瘤内科治疗的历史和发展方向，中国肿瘤，2008，17（9）：767

20. 李晔雄，汪华.肿瘤放射治疗的历史与发展.中国肿瘤，2008，17（9）：775

21. 喻杉，李宁，吕建琴.恶性肿瘤患者使用中医药疗法情况的调查分析.中国中医药信息杂志，2010，17（2）：1

22. 金哲秀.针灸两步法治疗大肠癌27例临床分析.上海中医药杂志，2003，37（5）：48

23. 孙亚林，于连荣.齐刺留针法治疗肝癌疼痛80例疗效观察.中国针灸，2000，20（4）：211

24. 杨小奇，倪光夏.针灸治疗肿瘤的临床研究进展.江苏中医药，2008，40（3），88

25. 周惠嫦，张盘德.吞咽训练配合针灸治疗鼻咽癌放疗后吞咽障碍.中国康复理论与实践，2006，12（1）：58

26. 高雍康.针刺治疗介入化疗后胃肠道反应19例临床观察.江苏中医药，2005，26（2），34

27. 黄金昶，张来亭.中医外治肿瘤的体会.中国临床医生，2010，38（6）：62

28. 周存山，马海乐．桑黄及其药理作用研究进展．食用菌，2005（2）：50

29. 齐欣，张峻，陈颖．珍稀真菌桑黄的研究进展．食品研究与开发，2009，30（5）：172

30. 闫黎，许立，李霞．真菌中抗肿瘤活性成分的作用及机制研究进展．武警医学院学报，2009，18（8）：740

31. 林秋莺，姚金梅，陈丽华，等，香菇多糖的免疫调节作用及研究进展．今日科苑，2009，（2）：171

32. 张昕，张强，梁彦龙．香菇多糖的抗肿瘤和降糖作用机制的研究进展．中国药事，2008，22（2）：149

33. 陆一．抗肿瘤真菌药物的研究进展．中国药业，2007，16（11）：64

34. 张竞，潘琢，赵宝华．真菌多糖抗肿瘤作用的研究进展．生命科学仪器，2009，7（4）：28-30

35. 黄幸纾．灰树花多糖及其抗癌作用．中国食用菌，1994，13（1）：41

36. 陈宜涛，施美芬，姚金晶，等．雷丸菌核与发酵菌丝蛋白体外抑瘤对比分析．现代生物医学进展．2008，8（7）：1250

37. 李坤星，张海林，朱学萍，等．桑黄云芝胶囊对化疗药物减毒作用的实验研究．中国实验方剂学杂志，2009，15（4）：64

38. 刘量，郑维发，周守标．木蹄层孔菌乙醇提取物体内抗肿瘤活性及其对荷瘤鼠免疫功能的影响．徐州医学院学报，2007，27（8）：497

39. 杜德尧，陈永强，陈先晖，等．木蹄层孔菌石油醚组分的成分分析及抗肿瘤活性研究．药物分析杂志，2011，31（2）：261

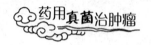

40. 何晓义，沈先荣，刘琼，等．木蹄复方体外抗肿瘤作用的实验研究．中国实验方剂学杂志．2013，19（3）：188

41. 周忠波，马红霞，图力古尔．树舌灵芝粗提物体外抗肿瘤作用的研究．时珍国医国药，2007，18（7）：1649

42. 于英君，李丽阳，宋高臣，等．树舌多糖 GF 注射液对环磷酰胺增效减毒作用的实验研究．齐齐哈尔医学院学报，2004，25（10）：1113

43. 于英君，史海蛟，于水兰．树舌多糖 GF 对荷瘤小鼠 H_{22} 细胞端粒酶活性的影响．中医药信息，2010，27（4）：35

44. 周忠波，马红霞，图力古尔．树舌化学成分及药理学研究进展．菌物研究，2005，（1）：35

45. 昝立峰，包海鹰．粗毛纤孔菌的研究进展．食用菌学报，2011，18（1）：78

46. 陶美华，陈玉婵，李冬利，等．针层孔菌 P11 提取物体外抗肿瘤活性研究．中药材，2011（8）：1260

47. 陈丽芳，吴文光，陈国锐．真菌多糖的抗肿瘤作用探讨．海峡药学，2002，14（2）：58

48. 齐欣，张峻，陈颖．珍稀真菌桑黄的研究进展．食品研究与开发，2009，30（50）：172

49. 郑立军，王清，季俊虬，等．药用真菌——桑黄的研究进展．现代中药研究与实践，2005，19（3）：61

50. 郭炜．桑黄云芝胶囊对 Lewis 肺癌自发肺转移模型小鼠的抑瘤作用．中国实验方剂学杂志，2010，16（4）：12863

51. 李坤星，朱学萍，张海林，等．桑黄云芝胶囊对小鼠肉瘤 S180 及肝癌 H_{22} 移植性肿瘤生长的抑制作用．中国实验方剂学杂志，

2009, 15（7）: 83

52. 庄毅, 陈健伟, 谢小梅, 等. 中药内的菌物药. 中草药, 2012, 43（8）: 1457

53. 陈霞, 易喻, 赵美蓉, 等. 8 株海洋真菌的抗氧化和抗肿瘤活性筛选. 中国海洋药物杂志, 2012, 31（2）: 1

54. 洪澜, 郑进方. 海洋微生物抗肿瘤活性物质的研究进展. 齐齐哈尔医学院学报, 2013, 34（4）: 565

55. 闵星, 缪莉, 周晓见, 等. 源自海洋微生物的抗肿瘤活性物质研究进展. 安徽农业科学, 2011, 39（7）: 3815

附 抗肿瘤真菌彩色图谱

紫革耳

夏秋两季生于阔叶林的切株及腐木上。

【性味功用】淡，温。抑制肿瘤，追风散寒，舒筋活络。为传统中药"舒筋丸"的原料之一。

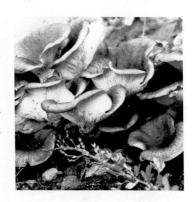

裂褶菌

春季至秋季生长，属木腐生菌。野生于阔叶树及针叶树的枯枝倒木上，或生在枯死的禾本科植物、竹类或野草上。

【性味功用】甘，平。抑制肿瘤，可用于身体虚弱、气血不足、阳痿早泄、月经量少、白带异常等。

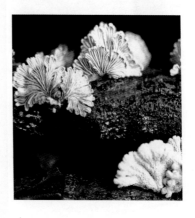

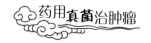

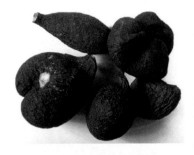

乌灵参

生长于温暖山坡地下半米至两米黑翅土白蚁废弃蚁巢上,为黑柄炭角菌菌丝体形成的菌核,野生资源十分稀缺。

【性味功用】甘,平。抑制肿瘤,增加机体免疫力,安神止血,滋补效果好。

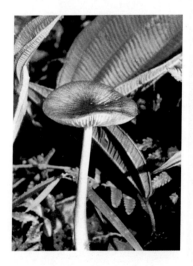

长根奥德蘑

夏秋季在阔叶林中地上单生或群生,其假根着生在地下腐木及树林腐根上。

【功用】平肝阳,抗肿瘤,护胃杀菌,降血压。

松口蘑

秋季生于松林或针阔混交林地上，属树木的外生菌根菌。

【性味功用】甘，平，味道鲜美。抑制肿瘤，主治腰腿疼痛、手足麻木、痰多气短、大便干燥等。

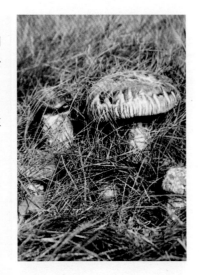

雷　丸

多生于竹林下，生长在竹根上或老竹兜下。

【性味功用】苦，寒，有小毒。抑制肿瘤，杀虫，消积，除热。

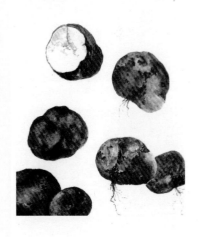

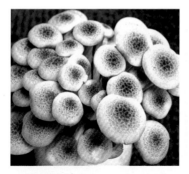

斑玉蕈

夏末至秋季生于阔叶树枯木及倒腐木上,丛生。

【功用】抗癌、防癌,提高免疫力,防止便秘,延缓衰老,帮助青少年益智、增高。

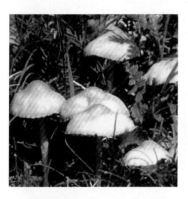

硬柄小皮伞

夏秋季在草地上群生并形成蘑菇圈,有时生于林中地上。

【功用】抑制肿瘤,治疗腰腿疼痛、手足麻木、筋络不适。

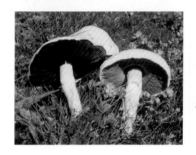

野蘑菇

夏秋季于草地上单生。

【性味功用】温,甘(微咸)。抑制肿瘤,祛风散寒,舒筋活络,抗菌。

双环林地蘑菇

秋季于村中地上及杨树根部单生、群生及丛生。

【功用】抗肿瘤。

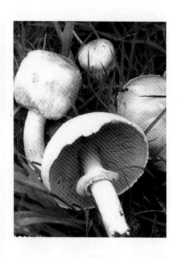

毛头鬼伞

秋季在田野、林缘、道旁、公园内生长，雨季甚至可在茅屋顶上生长。

【性味功用】甘，平。抑制肿瘤，益肠胃，清神，治疗消化不良、痔疮。

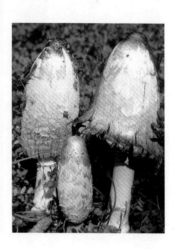

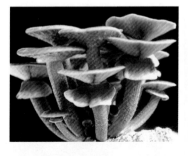

柱状田头菇

主要分布于北温带，生长于小乔木类油茶林腐朽的树根部及其周围。

【性味功用】甘，平。抑制肿瘤，健脾，利尿，渗湿，止泻。

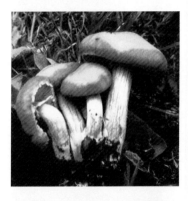

田头菇

春、夏、秋季生于稀疏的林中地上或田野、路边草地上，散生或群生至近丛生。

【功用】抑制肿瘤。

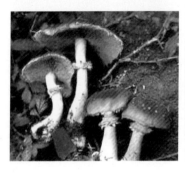

皱环球盖菇

春至秋常生于林中、林缘的草地上或路旁、园地、垃圾场、木屑堆或牧场的牛马粪堆上。

【功用】抑制肿瘤。

黄　伞

生长于黄河两岸及成片林区的柳树枯木上。

【性味功用】甘，寒。抑制肿瘤，常食可以助消化，祛痰，并治无名肿毒和其他疮痈。

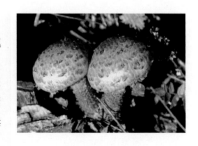

牛丝膜菌

夏末至秋季在云杉等针叶林地上成群生长，与云杉、冷杉、铁杉等树木形成菌根。

【功用】抑制肿瘤。

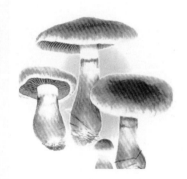

斜盖粉褶菌

秋季在林中地上近丛生、群生或单生。

【功用】抑制肿瘤。

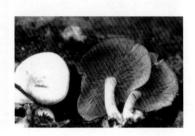

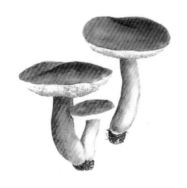

褐圆孢牛肝菌

夏秋季于橡树林或针阔混交林地上单生、散生至群生。

【功用】抑制肿瘤。

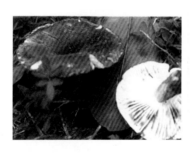

烟色红菇

夏秋季生于针叶林中地上，单生或群生。

【功用】抑制肿瘤。

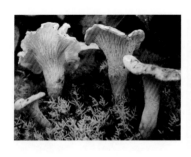

鸡 油 菌

夏秋季在林中地上单生或群生。与云杉、栗树、山毛榉、鹅耳枥等形成菌根。

【性味功用】甘，平。抑制肿瘤，明目，润燥，利肺，益肠胃。

干朽菌

生于各种建筑木材上。

【功用】抑制肿瘤。

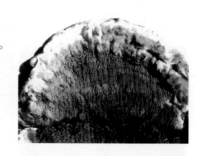

牛舌菌

夏秋季生于板栗树桩上及其他阔叶树腐木桩上。

【功用】抑制肿瘤，增强免疫力。

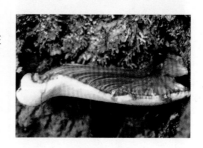

褐白肉齿菌

夏季或秋末生于针阔混交林地上，群生或散生。与树木形成外生菌根。

【性味功用】甘，平。抑制肿瘤，主治咽痛、疟腮、疮疥，亦有清热解毒功效。

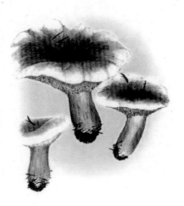

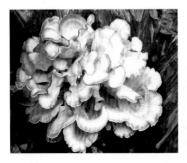

灰 树 花

主要分布于黑龙江、吉林、河北、四川、云南、广西、福建等地。

【性味功用】甘，平。抑制肿瘤，益气健脾，补虚扶正。防止动脉硬化和脑血栓形成，预防贫血、肝硬化、糖尿病等，保护肝脏、胰脏。

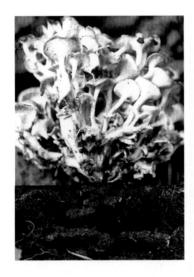

猪 苓

在我国分布较广。

【性味功用】甘、淡，平。抑制肿瘤，增强免疫力，保肝护肝，抗辐射，利水渗湿。主治小便不利、水肿胀满、泄泻、淋浊、带下。

硫黄菌

生于柳树、云杉等活立木树干、枯立木桩上。常生长于香菇段木上。

【性味功用】甘,温。抑制肿瘤,补益气血,改善体力虚弱等。为治疗乳腺癌、前列腺癌等疾病的重要药物。

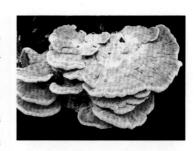

东方栓孔菌

生于柞树、榆树、椴树等树木的枯木、倒木、木桩上。

【性味功用】微辛,平。抑制肿瘤,主治炎症、风湿痹痛、咳嗽痰喘,以及肺结核、支气管炎。

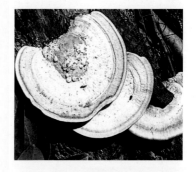

毛云芝

生于杨树、柳树等阔叶树活立木、枯立木、死枝杈或伐桩上。

【功用】抑制肿瘤。主治风湿、肺炎,护肝、保肝。

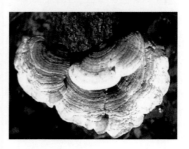

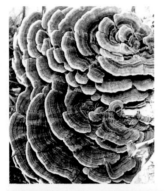

云 芝

生于多种阔叶树木桩、倒木和枯枝上。

【性味功用】甘、淡，微寒。治疗多种肿瘤及白血病、慢性活动性肝炎、肝硬变、慢性支气管炎、类风湿关节炎等。云芝多糖有多种保健作用。

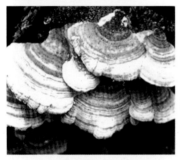

桦褶孔菌

夏秋季在桦树、椴树、槭树、杨树、栎树等阔叶树腐木上呈覆瓦状生长。

【性味功用】淡，温。抗肿瘤，祛风散寒，舒筋活络。主治腰腿疼痛、手足麻木、筋络不舒、四肢抽搐等。

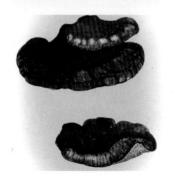

薄皮纤孔菌

生于桦树等阔叶树腐木上，常呈覆瓦状生长。

【性味功用】香而甘。抑制肿瘤，顺气益神，祛邪风。可治疗狐臭、胃疾等。

粗毛黄褐孔菌

生于苹果树、核桃树、杨树、榆树、柳树等活立木树干和主枝上，引起心材腐朽。

【功用】抑制肿瘤，可治疗糖尿病、胃病、心脑血管病、痔疮等。

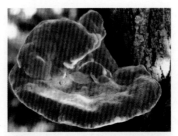

茯　苓

主要分布于云南、福建、安徽、河北、河南、山东、浙江、广东等地。

【性味功用】甘、淡，平。抑制肿瘤，利水渗湿，健脾和胃，宁心安神。主治小便不利、水肿胀满、痰饮咳逆、呕吐反胃、失眠健忘等。

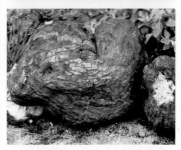

木蹄层孔菌

生于栎树、桦树、杨树、柳树、椴树、榆树、梨树、李树、苹果树等阔叶树干上或木桩上。

【性味功用】微苦，平。抗癌，消食，化瘀。治疗食管癌、胃癌等肿瘤。

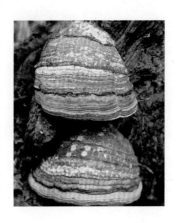

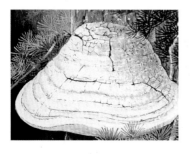

苦白蹄

生于落叶松树干上，引起树干材褐色块状腐朽；也生于南松等针叶树干上。

【性味功用】甘、苦，温。抑制肿瘤，温肺消痰，降气，止咳平喘，祛风除湿，利尿。有降血压的功效。

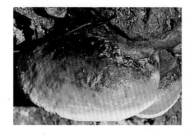

红缘拟层孔菌

生于云杉、落叶松、红松、樟子松的倒木、枯立木、伐木桩及原木上。

【性味功用】微苦，平。抑制肿瘤，祛风除湿，抗菌，降血糖。

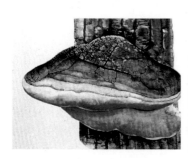

桑 黄

生于杨树、柳树、桦树、栎树、杜鹃、四照花等阔叶树干上。

【性味功用】微苦，寒。抑制肿瘤，软坚，排毒，止血，活血，和胃止泻。防治慢性肝炎、肝硬化，降血糖、血脂，治疗痛风等。桑黄被称为"妇科圣药"。

裂蹄木层孔菌

生于杨树、栎树、漆树、丁香等树木的枯立木、立木及树干上。

【性味功用】微苦，平。抑制肿瘤，用于治疗各种癌症。化癥散结、止血止带，健脾止泻，消炎，抗病毒。

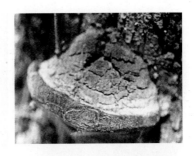

松针层孔菌

生于松树、云杉、冷杉、铁杉及落叶松等针叶树的树干或朽木上。

【功用】抑制肿瘤，调节免疫力。

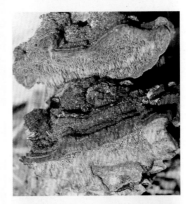

树舌灵芝

生于杨树、桦树、柳树、栎树等阔叶树的枯立木、倒木和伐桩上。

【性味功用】微苦，平。抗肿瘤，保肝、护肝，消炎，抗病毒，降血糖，调节血压。

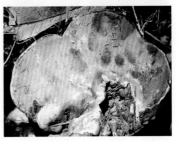

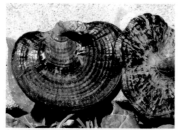

狭长孢灵芝

腐木上一年生。

【功用】抑制肿瘤。

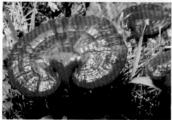

灵 芝

生于阔叶树伐木桩旁。

【性味功用】甘，平。抑制肿瘤，益气血，安心神，健脾胃。有抗过敏的作用。

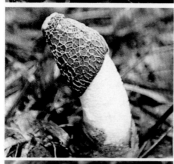

白 鬼 笔

夏秋两季雨后，生于林内地上。

【性味功用】甘、淡，温。抑制肿瘤，祛风除湿，活血止痛。

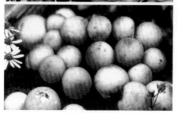

梨形马勃

夏秋季生长在林中地上或枝物或腐熟木桩基部，丛生、散生或密集群生。

【功用】抑制肿瘤，消炎。

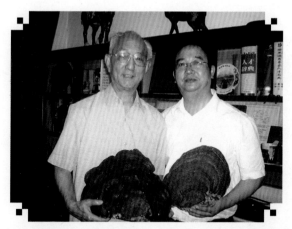

陈康林（右）与王敏清教授（左）合影

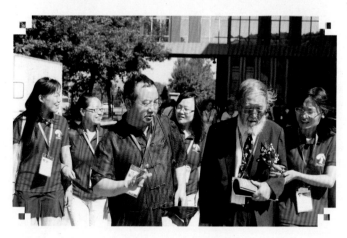

陈康林（左三）在"第七届国际药用菌大会"上与"世界
真菌之父"张树庭（右二）探讨真菌未来发展前景

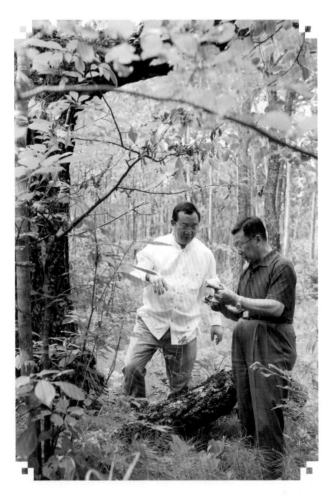

陈康林（左）与雷志勇教授（右）在原始森林中
科学考察

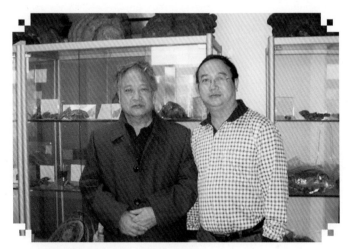

陈康林（右）与卯晓岚（左）研究员合影

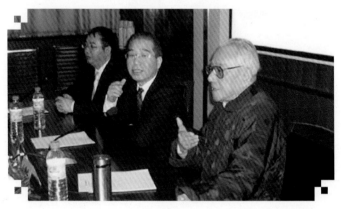

陈康林（左）与王绵之教授（右）探讨"真菌的
药用价值"

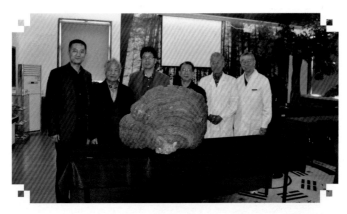

陈增华（左一）与张文彭（右一）、陈士林（左三）、
卯晓岚（左二）等专家合影

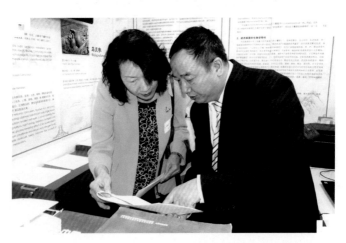

陈康林（右）与德克萨斯州大学安德森癌症中心放射
科主任廖仲星教授（左）交流真菌抗肿瘤疗法

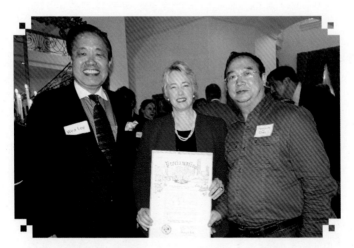

陈康林（右）与休斯顿市长（中）合影

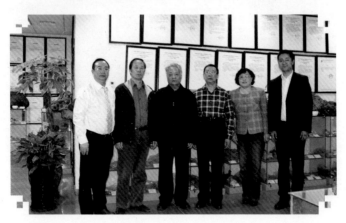

陈增华（右一）与陈康林（左一）、卯晓岚（左三）、
雷志勇（右三）等专家合影

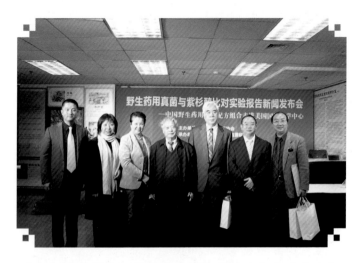

"野生药用真菌与紫杉醇比对实验报告新闻发布会"
与会专家合影

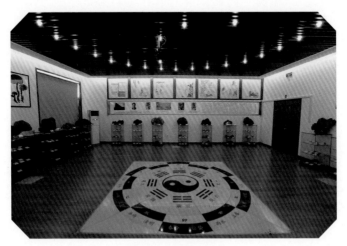

野生真菌博物馆

　　野生真菌博物馆位于北京市东城区朝阳门内南小街大方家胡同芳嘉园甲 8 号,是我国最专业、规模宏大的野生灵芝及各类真菌科普基地,以向全社会普及真菌知识,传授野生真菌养生保健、疾病防治知识为主要目的。馆内陈列的 300 余种野生真菌标本,来自国内外多个地区的原始森林,其中包括稀有真菌 30 多种,百年生灵芝多株。博物馆的成立为我国野生药用真菌的研究奠定了基础。网址: http://www.ysybj.com.